らっくる体操

運動が習慣になる

1日たった3分！

コンディショニングトレーナー
山村勇介

現代書林

プロローグ

みなさん、はじめまして。コンディショニングトレーナーの山村勇介です。

私は現在、山口県下関市で心身の健康を整えるコンディショニング専門のジムを経営しています。

また、病院・刑務所・専門学校などの非常勤講師やプロスポーツ選手のトレーニング指導、企業や行政におけるヘルスケア事業、医療・介護・教育・スポーツ分野の専門職向け研修講師をはじめ、山口・福岡・東京を中心にして、全国で講演や執筆活動などを行っています。

私がなぜ、このような活動を始めたのかというと、私自身が過去に心身の健康を損ねた経験があるからです。

仕事が超多忙だったところに、人間関係でのストレスも重なり、身体が悲鳴を上げてしまいました。薬の量も増え、体調不良が続いていく中で、ある日の夕方、涙がポロポロとこぼれ落ちてきました。身体の内側から、「自分のことを、もっと大事にしよう」という感情があふれてきたのがわかりました。

いつの間にか無理をして、頑張りすぎていたということに、はじめて気づいたのです。そしてそのとき、「自分のことを大切に扱うこと、いたわること」の大切さを学びました。

その後、心機一転。

自分と向き合い、自分の心の声を聞いてみると、「地球規模で心と身体の健康づくりがしたい」という、純粋な気持ちがあふれてきたのです。

そこで2009年に起業し、ビジョンをそのまま屋号にして、「グローバルヘルスプロモーション」という会社を設立しました。

そこから、今日まで延べ約3万人以上の方の健康支援に携わってきました。

この間には、多くの健康を損ねた人に会いました。

膝が痛くて歩けない方、持病の糖尿病が悪化して仕事を辞めざるを得なかった方、脳梗塞の後遺症で半身が不自由になってしまった方……など、挙げればきりがありません。

健康を損ねてしまう前に、少しでいいから「運動」を生活の中に取り入れていれば、もっと自由に、もっと楽しく人生を謳歌できるのに……という思いが強く湧いてきます。病気やケガで体調を崩された方がみなさんおっしゃるのは、「健康であること、身体が動くことがどんなにありがたいことか」ということです。

元気なときはわからないけれど、失ってはじめてわかることってあると思います。ですが、身体は一生使うものです。失ってからでは遅いのです。本書を読まれているみなさんには、後悔する前に、ぜひ自分の身体をいたわってあげてほしいと切に願います。

人間は、脳が高度に発達して文化文明を築いてきましたが、基本は「動物」です。動物というのは〝動くもの〟と書きます。本来、身体は動かすようにできているのです。ところが現代社会では、便利な生活になり、身体を動かす機会が少なくなってしまいました。さまざまな弊害は、その結果でもあります。肩凝りや腰痛はもちろんですし、生活習慣病もそうです。身体を動かさないことは、身体だけでなく、心にも影響を与えます。

つまり、原理原則の通りに考えると、私たち人間は〝身体を動かす〟というシンプルなことに、今こそ立ち返る時なのです。

しかし、「普段、運動していますか?」と尋ねると、多くの方が「ほとんど何もしていないです」「運動不足です」とお答えになります。

食事や睡眠と違って、運動は「どうしてもしなければならない」ものではありません。

「最近、運動不足だけど、今は寒いからできない」

「日差しが強いから、外は歩けない」

「仕事や家事で忙しいから、そんな暇がない」

「身体が痛いから、運動できないのは仕方ない」

こうやって、いくらでも〝できない理由〟がつくれます(笑)。

でも、それが1カ月、半年、1年、数年と蓄積されたら、その後はどうなるでしょうか?

いつも頑張ってくれている身体にも〝限界〟があります。「健康」は、ある日突然、崩れてしまいます。そして、失ってから健康の大切さに気づくのです。手足を動かせること、美味しく食事ができること、当たり前だと思えることも「健康」あってのことです。

実は、「運動不足」による死亡者数が喫煙、高血圧に次ぐ第3位だということをご存じですか?(厚生労働省「健康日本21(第2次)」)

運動不足による関連死亡者数で多いのは、循環器疾患、悪性新生物(がん)、糖尿病となっています。厚生労働省によると、運動を含めた身体活動量が多いほど、がんだけでなく、心疾患や脳血管疾患での死亡リスクが低下することが報告されています。

運動ができない理由はいろいろあると思いますが、講演会などで中高年のみなさんにお伺いすると、こういう答えが返ってきます。

「面倒くさい」

「時間がない」

「運動する場所がない」

「運動器具がない」

「何をどれだけやればいいかわからない」

だったら面倒くさくなく、ラクラクできる運動はないだろうか?

それも道具もスペースも何も必要なく、きつくなくて、簡単に短時間でできて、しかも安全で効果的なエクササイズ。それだったら誰でもできるのではないか……。

そう考えてつくったのが、本書でご紹介する「らっくる体操」です。「らくらく、くるくる回す」ことからこの名前を付けました。

「らっくる体操」は1回3分、身体の関節を回すだけ。誰でもラクラクできて、〝頑張ってやる〟必要のない体操です。

ラクラクできるというと「運動効果がないのでは？」と思われる方もいらっしゃるかもしれません。

ここが大事なのですが、どうもみなさん、〝運動のハードル〟が高すぎるのです。

たとえば、1日1時間ウォーキングをするとか、ジムに通うとか、あるいは腹筋を20回×3セットなどと、本格的なエクササイズでなければ効果がないと思い込んでいる人が本当に多いのです。

そうではなく、そもそも運動は無理して頑張る必要はなく、ラクにできる簡単なもの、気持ちよいと感じられるものを習慣にして、毎日少しずつでも続けていくことが大切なのです。

「らっくる体操」の特長を以下に挙げてみます。

・誰でもラクラク、簡単にできる
・すぐにその場でできる

・運動器具は何もいらない
・安全性が高い
・気持ちがいい
そして「らっくる体操」の最大のメリット、それは〝続けられる〟ことです。

みなさんも今まで、何らかのエクササイズや運動に取り組んだ経験があるかもしれません。でも、それらは続きましたか？

なかなか続かないという方が多いのではないでしょうか。

続かない理由はもちろん、先に挙げた5つの理由もあると思いますが、もっと大きな理由があります。

それは、運動が「習慣」になっていないからです。だから続けることが難しいのです。

ほとんどの方は毎日歯磨きをすると思います。でも歯磨きって「頑張ってやらなきゃ！」と意気込んでするものではなく、誰もがごく自然に、何も考えずに歯ブラシを手に取って歯を磨いているものですよね？

それは習慣になっているからなんです。いったん習慣になってしまえば、日常の1コマとして何の苦もなく続けていけるのです。

「らっくる体操」も歯磨きと同じで、習慣化できる体操です。

実はこの体操を発案したのは、他ならぬ私自身の悩みからでした。

これまで私は運動指導者として、日常的に身体を動かす機会が多くありました。しかし、会社を経営するようになると、それまでとは違い、会議や打ち合わせをしたり、デスクに座ってパソコンに向かう時間が圧倒的に増えたのです。

すると、急激に肩が凝り、首が痛くなり、身体がガチガチになっていきました。長時間にわたって同じ姿勢を続けたままでの業務が増え、自分自身の運動時間を確保することも難しくなりました。

健康づくりを指導している立場の人間が、身体に不調を抱えていたら説得力がないし、情けない。このままではよくないという危機感がありました。そこで、どうしたら〝時短〟で運動ができるかを考えました。

仕事の合間に簡単に、できれば数秒で凝りをほぐせるような体操はないか？　試行錯誤の末に行き着いたのが、この「らっくる体操」だったのです。

「らっくる体操」を始めてみると、凝りや筋肉の疲れが取れ、コンディションがよくなることを実感できました。

さらに、いろいろな人にお伝えしてみると、多くの人が心身ともに体調を回復されていきました。

身体を整えることは、心を整えることにもつながります。

よく「心を整えることが大事」と言いますが、いくら頭で考えても心は整いません。しかし、身体を動かすことで身体を整えていくと、心は自然と整っていくのです。

その意味では、「らっくる体操」は〝心身に効く〟体操と言えます。

「らっくる体操」は基本編8つ、上級編が4つと、全部で12種類あります。

まとめてやってもいいし、仕事や家事の合間に1、2種類をパパっとやってもOKです。

全部やっても3分ちょっと。1つ1つはものの数十秒で完了します。

「これでいいの？」とビックリされるほどです。

でも身体は〝ちょっと動かす〟ことが大事なのです。

「運動しないといけないな」と頭ではわかっているけれど、それができない。それでも、本当に簡単なことでいいから、とにかく〝始める〟ことが大事なのです。

今までまったく動かさなかった人が、〝ちょっと〟でも動かすことができたら、それはもう大きな価値のある〝ちょっと〟です。

「らっくる体操」は、身体が本来の心地よい状態に戻る、その〝はじめの一歩〟になると考えています。


人類は今、長い歴史の中で、想定外の局面に突入しました。それは「座ってテレビやパソコン、スマホを眺めるだけ」という生活を続ける人が急増していることです。

筋肉を使わない日常は、私たちの身体に深刻な事態を招きます。座っている時間が長い人、動かない人、運動不足の人、現代を生きるすべての人に「らっくる体操」は必要な体操だと思います。


とにかく1日3分！　まずはやってみてください。

健康は何ものにも代えがたい価値です。仕事も人間関係の付き合いも、健康があってこそです。健康は豊かな人生のための欠かせない要素だと私は考えています。

「人生100年時代」を豊かに幸せに過ごしていくツールとして、この「らっくる体操」を利用していただければうれしいです。

毎日、習慣的に歯磨きをするように、気がついたらやっていた体操、クセになる体操、そんな体操が「らっくる体操」です。

さあ、私と一緒に「らっくる体操」を始めましょう！

目次

筋肉があなたの健康を決めている

運動すればいいことがいっぱい

第2章

回すだけなのにすごい効果があります！

超簡単な「らっくる体操」に秘められたチカラ

第3章

今日から「らっくる体操」を始めましょう!

たった3分に濃縮された回し方の全プロセス

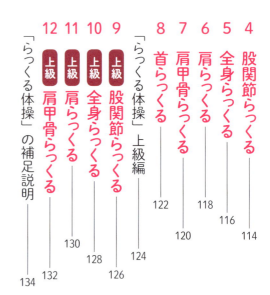

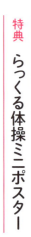

第 1 章

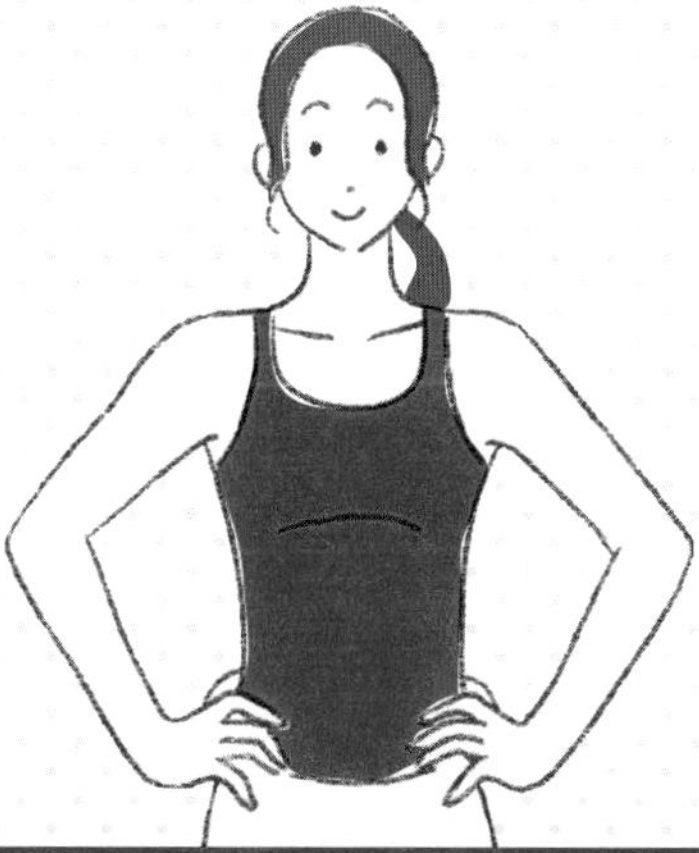

運動はどうして必要なんでしょう？

これを知れば身体を動かしたくなる
人体のヒミツ

いつまでも健康でいるために

加齢というだけで健康を損ないやすい

第1章では、どうして運動が必要で大切なのかについて、詳しく説明させていただきます。運動の重要性、なぜ運動ができないのか、人間の健康に必要な「姿勢」と「呼吸」の話、筋肉の重要性、運動のメリットなどなど、できるだけわかりやすく書きましたので、ぜひ目を通していただき、その上で「らっくる体操」に取り組んでいただけるととてもうれしいです。

ただ、どうしてもすぐに「らっくる体操」を知りたい、やってみたいという方は、第2章、第3章から読んでいただいても構いません。それでも、あとでいいので、この章もぜひ読んでくださいね。

さて、プロローグで健康の大事さを訴えてきましたが、そもそも人間は〝年を取る〟というだけで健康を損ないやすいのです。

70代、80代のご年配の方が集まって、こんな話をしているのを聞いたことがありませんか？

「近頃はもうホントに薬が多くなって、朝なんか薬を飲むだけでお腹がいっぱいになって、ご飯が食べられないのよ」

「私も薬は多いわよ。でも薬を飲んでるのに、最近は血圧が下がらないの」

「オレもまた糖尿病の数値が悪くなっちゃった。女房に歩け、運動しろとせっつかれるんだけど、膝が痛くて歩くのも難儀で……」

「私も最近は腰が痛くてねぇ、2階に上がるのが億劫なのよ」

「嫌ねぇ、年を取るって……」

みなさん、本当にこうした「健康談義」「病気談義」をよくされています。

人間は誰でも年を取れば細胞が老化していきます。すると肩や腰が痛くなったり、疲れやすくなったりします。全国の保険薬局調査によると、薬局に来る75歳以上の患者さんの

4人に1人が7種類以上の薬を飲んでいるそうです。また4割の人は5種類以上の薬を処方されていると言います。

加齢とともに身体は大きく変化する

年を取るだけで健康を損ないやすいと述べましたが、加齢とともに起こる現象の中で「メタボ」「ロコモ」「ニューロ」の3つにはとくに気をつける必要があります。

それぞれを簡単に説明しましょう。

①メタボ（メタボリックシンドローム・代謝異常症候群）

内臓に脂肪が多く蓄積されると、高血圧、高血糖、脂質異常症などを引き起こす可能性があります。これらは血管を老化させて動脈硬化を進行させてしまいます。その結果、脳梗塞、心筋梗塞になるリスクが高まります。

脳梗塞、心筋梗塞で倒れて、一命を取り留めても、寝たきりになったり、身体の一部に麻痺が残るということもあります。そうしたらずっと病院通い、薬が手放せないということに……。実際、このような方は多いです。

メタボって怖いのです。見た目にはスリムに見えても、内臓脂肪がたっぷりついている「隠れメタボ」の人もいますから、ご注意いただきたいと思います。

②ロコモ（ロコモティブシンドローム・運動器症候群）

ロコモというと名前は何だかかわいらしいのですが、骨、筋肉、関節など「運動器」と呼ばれる組織が加齢とともに衰えることによって、歩行や日常の動作が不自由になってしまう怖い症状です。

たとえば、腰痛や膝痛があると、歩くのがつらいですよね。すると家に閉じこもりがちにもなるし、運動どころではありません。その結果、徐々に筋力が落ちて、代謝や免疫力が低下します。そこからアルツハイマーなどの認知症を発症したりということもあります。

③ニューロ（神経・心の問題）

ニューロとは、うつ病、認知症、自律神経失調症などの心の症状などのことです。これらは脳の老化にも関係しています。

若い頃は明るくて社交的で穏やかな性格だった人が、年を取ってからは人が変わったようにふさぎ込んだり、あるいはいつもニコニコしていて穏やかだった人が急に怒りっぽくなったり……ということがあります。これも加齢に伴う脳の変化によるものです。

また、うつ病というと、何となく働き盛りの人がかかりやすいというイメージがあるかもしれませんが、高齢者のうつ病（老人性うつ）、更年期のうつ病もとても多いのです。老人性うつ病は認知症と症状が似ているため、見逃されてしまうことも多いようです。

幸せは心身の健康の上に成り立つ

さて、突然ですが、ここでみなさんに質問です。

あなたは「健康で幸せな毎日を過ごせている」という実感がありますか？

ＷＨＯ（世界保健機関）の憲章には、「健康とは、病気でないとか、弱っていないということではなく、肉体的にも、精神的にも、そして社会的にも、すべてが満たされた状態にあること」と定義されています。

仏教に「心身一如（心と身体は分けることができない）」という言葉があるように、心と身体は互いに影響し合っています。

自分の健康が失われると、幸福を感じにくくなりますよね？

実は、その幸福を感じる心（感情）は、「身体への刺激によってつくられる」と考えられているのです。

それは、人間が主に「視覚」「聴覚」「触覚」「味覚」「嗅覚」の５つの感覚機能を通じて、刺激がインプットされて、さまざまな感情を生んでいるからです。

では、そもそも幸福とは何でしょうか？

難しい質問ですよね。ひとつ言えるとすれば、「幸福とはこれだ」と決めつけることはできないということです。

幸福とは、人それぞれが感じるものです。何が幸福かは、その人の生きている時代や習慣、価値観によって異なるものです。

こうした前提を踏まえた上で、幸福について少し考えてみましょう。

これまで幸福に関してはさまざまな研究が行われていますが、たとえば、こういうものがあります。

幸福つまり「人生の満足」（ウェル・ビーイング）には、次の５つの要素があるというものです（『幸福の習慣』トム・ラス、ジム・ハーター著／ディスカヴァー・トゥエンティワン）。

①やりがいのある仕事があること
②経済的に満たされていること
③人間関係がよいこと、充実していること
④地域社会が活性化していること
⑤心身が健康であること

この中でも⑤の**「心身が健康であること」は、〝幸せの土台〟と言っていいほど重要なこと**です。

仕事をするにしても、ご飯を食べるにしても、友達と会うにしても、趣味に取り組むにしても、何をするにしても、「身体」を使うことばかりです。プロローグで述べたことにつながりますが、身体の健康を無視しては幸せは成り立たないと思います。

身体と心はつながっていると考えれば、まずは心身の健康がすべての土台になるということです。

健康でいるために運動は欠かせない

健康のための3つの基本

すべての土台となる健康ですが、みなさんもご存じの通り、昨今の健康ブームにより、ちまたには実にさまざまな健康法があふれています。どの方法もそれぞれに効果・効能があるかもしれませんが、**本当に大事なことは〝原理原則〟です**。

では、それは何かと言うと、**「食事」「休養（睡眠）」**、それから**「身体を動かすこと（運動）」**。この3つです。

これはスポーツ選手であっても、リハビリ中の人であっても、ダイエットをしている人であっても、誰でも同じです。そして、世界中どこに行っても、どの時代であっても、不変の共通事項です。

当たり前のことのようですが、これを無視していては誰も健康になれません。

運動だけが不足している

みなさんの話を聞いていつも思うのですが、たいていの人は3つの基本のうち、「食事」と「休養」は一定のレベルにあるのです。

というのも、食事や睡眠は生きるために必要だからです。意識しなくても勝手にお腹は空くし、眠くなります。

その中で人はよりよい選択をしています。

「最近、野菜不足だから今日は鍋にして野菜をたくさん食べよう」とか、「疲れているから早く寝よう」「今週はハードだったから週末はゆっくり休もう」など、自分にとってい い選択をしているはずです。

でも、運動は違います。

なぜなら、運動はしなくても、短期間には別に何の不都合も起こらないからです。それにみなさん、運動は「頑張ってやらなければいけない」というイメージがあります。

本格的な運動をしっかりしなければいけないと思い込んでいるから、面倒くさくて取り組めない。たとえ本格的な運動に取り組んだとしても、身体を痛めたとか疲れたとか、ウォーキングしたけれどかえって食欲が増して、1カ月に体重が1キロ増えてしまったとか、健康を害する結果となってしまうこともありえます。

そうやって気づいたら、1日、2日、1週間、1カ月……と、ほとんど運動をしていなかったということになってしまいます。

まさに負のスパイラルです。

運動はどんな人にも必要不可欠

「身体を動かすこと」は好き嫌いや、年齢にかかわらず、誰もが必要なものです。

学生であろうと、専業主婦であろうと、ハードな肉体労働を行っている男性であろうと、80歳のおじいちゃん、おばあちゃんであろうと、誰にも等しく大事です。

私たちは**地球上で生活する限り、誰もが「重力」の影響を受けます**。重力に抵抗してバランスを取り、姿勢を保っています。

ところが加齢とともに、重力に抵抗する筋肉が弱ってきてしまいます。すると姿勢も悪くなり、日常生活の動作が困難になっていきます。

だからこそ「運動」がとても重要になるのです。身体を動かすことによって、筋肉を増やすこと、維持すること、減少のスピードを緩めることができます。

「人生100年時代」と言われています。どうせ長生きするのであれば、寝たきりや歩行困難ではなく、元気に歩いて外出できるほうがいいですよね。

つまり健康で幸せな生活は、運動によって支えられるのです。

お役立ちミニ講座

健康のための食事について

「運動」とともに、健康の基本となるのが「食事」と「休養（睡眠）」と言いましたが、それらについて、ここでポイントをお伝えしておきます。

まずは「食事」です。食事について、細かい栄養素を覚えるのは大変です。

ですから、私は「まごわやさしい」をおすすめしています。ご存じの方も多いと思います。これが最もシンプルでわかりやすいのです。

ま……まめ＝大豆、味噌、豆腐、納豆など
ご……ごま＝ごま、ピーナッツ、アーモンドなどナッツ類
わ……わかめ＝わかめ、ヒジキ、のり、昆布など海藻類
や……やさい＝ほうれん草、キャベツ、トマト、にんじん、カボチャなど
さ……さかな＝サバ、アジなどの青魚、鮭、エビ、貝類
し……しいたけ＝エリンギ、マイタケ、えのきだけなどきのこ全般
い……いも＝ジャガイモ、サツマイモ

「まごわやさしい」は、お米を主食とする日本人にとって理想的な食生活です。

また食事の際は「よく噛んで食べること」がとても重要です。よく噛んで食べることは、消化吸収、ダイエット、発達などの観点からもとても大事です。

「よく噛んで食べる」なんて当たり前のことのように思えますが、実際にはみなさん、あまり噛まずに飲み込んでいます。

農林水産省が調べたデータによると、戦前は1回の食事が1420回噛んで約22分だったのに対し、現代は1回の食事が620回噛んで約11分だと言われています。噛む回数、時間ともに約半分になっています。

よく噛むことで食事が少量でも食欲中枢が満たされ、肥満を予防することができるし、顎の発達も促されます。

また、噛むことで脳が活性化されることもわかっています。よく噛んで食べることは認知症の予防や集中力の向上にもよいと言われています。

お役立ちミニ講座

健康のための睡眠について

「食事」に続いて、「休養（睡眠）」についてです。

厚生労働省の調査によれば、1日の睡眠時間が6時間未満の人の割合は4割近くにも上るそうです。

OECD（経済協力開発機構）の調査（2008年〜2014年）によると、

日本人の平均睡眠時間は7・7時間で国際的にもかなり短いほうです。ちなみにアメリカ人は8・8時間、フランス人は8・5時間、イタリア人は8・3時間と、いずれも8時間台です。

睡眠不足は、糖尿病や高血圧などの生活習慣病のリスクを高め、過食やうつ病などの精神疾患にもつながる可能性があります。

もちろん仕事の効率も下がってしまいます。

睡眠時間は、人によって個人差があるものですが、一般的には7~9時間の睡眠時間が必要とされます。私たち日本人はもっと寝ることを〝真剣〟に考えるべきです。

中高年になると、「夜、寝つけない」「眠りが浅く、何度も起きてしまう」といった睡眠障害を訴える方も増えます。これには運動不足も大きく関わっていて、日中にしっかり身体を動かすことで、夜ぐっすり眠りやすくなります。

現代人はなぜ運動しなくなったのか

歩かなくなった現代人の生活

現代は生活がすべて便利になってしまい、昔に比べると圧倒的に身体を動かすことが少なくなっています。

移動ひとつとっても、車も電車もない時代は歩くしかありませんでした。歩くことは全身運動と言われますが、それだけではなく、脳の発達を促します。それによって関節や筋肉、体脂肪のバランスも整っていきます。

ところが現代人は本当に歩かなくなっています。買い物はネットを開いてワンクリックで何でも買えて、早ければ翌日にピンポンと家に届きます。

都会は交通が整備され、どこでも電車やバスが通っています。駅ではエスカレーターやエレベーターが完備され、若い人も健康な人も、みんな当然のように乗っています。では、地方はどうかと言うと、こちらは完全な車社会です。100メートル先のコンビニにも車で行く人がいたりして、都会よりも歩くことが少なくなっています。

昔は日常生活がエクササイズだった

それから、日常の動作も格段にラクになりました。昔は、トイレと言えば和式でしたが、今は洋式が主流です。

和式トイレで座るには完全にしゃがむ必要がありますよね。これはエクササイズの種類で言えば「フルスクワット」と同じ動作です。股関節、膝関節、足関節を同時に屈曲させ、それらの関節に関わる多数の筋肉が動員されます。さらに、そのフルスクワットの姿勢を数分から数十分間〝維持〟するわけですから、多くの筋肉が鍛えられます。その結果、関節の可動域（関節が動く範囲）も自然に広がります。

要は和式トイレは、普通に使うだけで結構な運動になっていたのです。ところが、洋式トイレは足の曲げ伸ばしが半分です。しかも、スクワットどころか、〝ただ座っているだけ〟です。和式トイレに比べると筋肉や関節にかかる負荷が少なく、筋肉の弱化や柔軟性の低下につながります。

また昔の家には土間があり、そこから床までは50センチぐらいの段差があって、「ヨッコラショ」と上がらなくてはならず、それだけでも筋力が必要でした。

そのもっと前を考えれば、昔は山に薪を採りに行って、川で洗濯してと、生活そのものがハードトレーニングでした。持久力もつき、心肺機能も保つことができていました。つまり、鍛えようと意識しなくても、勝手にエクササイズになっていたのです。

運動不足は環境に適応した結果

現代生活では、昔と段違いに歩くことが少なくなり、生活はラクになり、座っている時間が増えました。

そうした便利な生活を続けた結果、肩が凝ったり、腰や膝が痛くなるという弊害が起こってしまうわけです。

筋肉も関節も、使わない機能はどんどん退化してしまいます。そうしたら体調が悪くなるのはある意味、当たり前です。

身体を使わないと心肺機能も低下してしまいます。また体脂肪の増加、リンパや血液の循環も悪くなります。

また脳にも悪影響を与えます。**運動をしないと、脳のさまざまな領域で血流が悪くなり、日常生活を送る上で大切な記憶や創造力などと関連する機能が低下します。**それとともに、メンタルも不調になって、気分がすぐれない、やる気が出ないなどといったことが起こります。

さらに、運動不足は不定愁訴にも関係します。頭痛・めまいがする、常に気分がすぐれない、身体が重い、眠れないといった症状があるのに、検査をしてみるとどこも悪いところがない。こういったことを不定愁訴と言います。

「なぜ不定愁訴が現れるのか、理由がわからない」という人も多いのですが、理由はちゃんとあるのです。

私たちの身体は環境に適応します。

昔は昔の時代に適応していたし、今は今の時代に適応します。

あなたの身体はちゃんと新しい環境に適応してくれて、その結果、姿勢が崩れて体調不良などが増えてしまったというだけのことなのです。

これはもう個人の問題ではなく、文化、時代、生活様式、環境が変化したがための、当然のことなのです。

これに逆らって「自分は車には乗らず、すべて徒歩で移動します！」などというわけにはいきませんよね。

そうであれば、生活環境、社会のプレートが変わった中、新しい土壌の中で、いかにしっかりと根を張って生きていくか。そういう発想が必要だと思います。

つまり、現代の生活環境に合わせた結果、**固まった筋肉を緩め、足りない運動を意識的に補うことが必要**なのです。

座りっぱなしだと命まで危ない⁉

とくに私が訴えたいのが、現代人の〝座りすぎ〟です。

最近では、**「座ることは、新しい喫煙習慣」**と言われるほど、**座りすぎが心身の健康に悪影響を及ぼす**ことが、さまざまな研究でわかってきています。

オーストラリアで45歳以上の男女2万人を対象に行われた調査では、座る時間が1日4時間未満の人に比べ、11時間以上だった人たちは死亡するリスクが40％も高まったと言います。

座る時間が長いと血行が悪くなり、代謝が低下します。また骨盤が後ろに傾き、腰痛の原因にもなります。

意識して〝座りっぱなし〟の時間を減らすことが、とても重要な時代になってきているのです。

頑張ってる身体にちょっとでも運動を

まず身体に関心を持ってほしい

本書は「らっくる体操」を紹介していますが、決して体操のマニュアル本、体操の教科書を目的としているわけではありません。

要はエクササイズの方法というよりも、「考え方」を提案したいのです。

運動の重要性を知っていただいた上で、まったく運動をしていない人でも「これならできるかな」「やってみようかな」と思ってもらえるものを紹介することが本書の目的です。

これをやればいきなり痩せるとか、筋肉がモリモリになるというものではないけれど、やれば必ず〝あること〟が変わります。

それは、自分の身体に対して、興味・関心が持てるということ。身体を動かしている間は、必ず自分の身体に関心が向いています。

実はこれはとても大事なのです。自分の身体に無関心だと、少々身体が悪くなっても気づきません。要は〝感度〟の問題なのです。

身体を動かさないと感度が鈍り、身体を動かしている人ほど、身体に対する感度が高いのです。感度が高ければ、身体が疲れていたらいたわることができるし、何かあったときに早めに対処できますよね。それが大事なのです。

運動をしない人はお金も時間も失う!?

先にも述べたように、高齢者の方の多くが病院に通って薬を飲んでいます。70代、80代ともなると、薬を飲んでいない人のほうが少ないぐらいです。

でも、これを費用の面から考えるとどうでしょうか？　日本は保険制度がしっかりしているので1回の費用負担は小さいかもしれませんが、年間で考えるとどうなるでしょうか？　通院にかかる時間もあわせれば、かなりの負担になるはずです。

その部分だけ考えても、「運動することのメリット」は「運動しないことのデメリット」

をはるかに上回ります。

もし、今運動を始めたら、腰痛や関節痛に悩まされることもなく、メタボや糖尿病を発症することもなく、薬や病院と無縁でいられるかもしれないのです。健康であれば、透析で多大な時間や費用を制約されることもなく、旅行にも自由に行けるのです。

あなたの描く未来をイメージして、ぜひ生活の中に運動を取り入れることを考えてみてください。

運動は脳にもすごくいい

さらに、運動は脳にもとてもよい影響を与えてくれます。

運動不足は脳に悪影響を与えると述べましたが、ただでさえ加齢によって脳の機能は低下しがちです。しかし、すべての機能が衰えるというわけではありません。

少々小難しいのですが、比較的衰退が見られるのは「流動性知能」と呼ばれる計算力や暗記力など、「新しい場面への適応」が要求される能力です。

ところが、ウォーキングなどの有酸素運動には、脳の前頭前野の機能、とくにこの「流動性知能」を向上させる効果があることがわかっています。運動が与える脳への刺激によって、新しいニューロン（脳の神経細胞）の成長や、ニューロン同士の結びつきが促進されるため、学習能力が向上するのです。

これはうれしい話ですよね。

また、**運動をすることで気持ちがよくなり、頭がすっきりして、注意力が高まり、やる気が出る**という効果もあります。これは、幸福を感じる神経伝達物質ドーパミンや、集中力や想像力を高める神経伝達物質アセチルコリンの分泌を促すからです。

さらに、気分をコントロールする神経伝達物質セロトニンを活性化するので、精神が安定する効果も望めます。

つまり運動によって、脳内のバランスが保ちやすくなるということです。

脳への影響はこれだけではありません。1回の運動によってドーパミンなどの神経伝達物質が増えることで脳が活性化するだけでなく、運動を繰り返すこと（トレーニング）で、成長ホルモンや成長因子など、**身体の成長を促すホルモンが脳に分泌される**のです。

それとともに、運動はそれ自体が楽しいものです。その背景には、身体を動かすことで脳に影響を与えて気分を前向きにしてくれる「ムードチェンジャー効果」があります。

しかし、これだけたくさんの効果があるのがわかっていても、たとえば、関節に痛みがあると、散歩やウォーキングすらできません。だからこそ、まずは筋肉や関節をよりよい状態にしていく（コンディショニング）ためにも、「らっくる体操」のような運動が必要になってくるのです。

神経科学の分野では長年、「脳細胞の再成長はありえず、脳は新たな細胞を生成しない」と言われていました。しかし、１９９０年代後半に米国の研究者であるジョセフ・アルトマンによって、成人の脳でも新たな細胞が生成できることが立証されたのです。つまり、**何歳になっても、若々しい脳をつくれる可能性がある**ということです。

ですから、身体のためにも脳のためにも、ぜひ運動を取り入れてほしいのです。

0を1にすることがとても大事

このように、身体だけでなく、脳にもよい影響を与える運動ですが、それを習慣にしている人が少ないのは残念なことです。

厚生労働省の調査によると、20歳以上で運動習慣のある人は男性で37・８％、女性で

27・3％だそうです（平成27年度「国民健康・栄養調査」）。

意外と多いようですが、ここでの問題は、6〜7割の「運動習慣のない人」です。「日常生活における運動が0」という人が大多数を占めるのは大きな問題です。国民的問題と言ってもいいと思います。

だからこそ、0を1にすることが大事なのです。0をいきなり10にするのは難しいけれど、ほんの小さな一歩なら踏み出せるのではないでしょうか？

もちろん1よりは2、2よりは3と、運動量が多いことはすばらしいことですが、とにかく0を1にすることが大事です。

0と1は全然違います。0を1にするためには勇気も工夫も必要ですが、1になったとき、それが人生や健康や幸せに与える影響はものすごく大きいはずです。

運動習慣のある人は、逆に運動をしないと気持ちが悪いものです。それはつまり、**脳や身体が気持ちいいことを知っている**ということです。そのためには、やはり行動すること。それが0を1にする第一歩になります。

お役立ちミニ講座
脳の仕組みから考える継続のコツ

運動、ダイエット、勉強、片づけなどなど、継続したいけど挫折してしまったという経験はありませんか？　たとえば「運動は健康にいい」とわかっていても、実際にはなかなか行動まで至りません。その理由はさまざまありますが、大前提として、私たち人間はそんなに意志が強い生き物ではないからです。運動習慣も、健康的な生活も、意志の力だけに頼るのはとても大変で、難しいことなのです。

そして、続かない理由を「自分は飽きっぽい性格だから」「意志が弱いから」と決めつけ、自分を責めたり言い訳をしたり諦めたりしがちです。できなかったり、続かなかったりすると「自己否定感」が生まれてしまい、ますます消極的になってしまいます。

まれにモチベーションだけで頑張れる人もいますが、ほとんどの人はモチベーションだけで頑張り続けることはできません。つまり、「行動するのにモチベーションを必要とする」時点で、実は失敗しているようなものなのです。

継続するためのよい方法はいくつかありますが、まずは「ハードルを下げる」ことが鍵となります。毎日できることじゃないと習慣にはなりません。

モチベーションや感情に頼らなくてもいい状態をつくるには「簡単なこと」「やさしいこと」「すぐにできること」が重要です。

そして、ストレスを感じて不快な感情が生まれるものではなく、脳が「気持ちいい」と報酬を感じるものである必要があります。そして最終的には、限りなく「無意識の行動」になってしまうことが理想です。

私たちが暮らしている消費型社会では、お菓子やアルコール、スマホゲームやSNSなど、挙げればキリがないほど、脳が快楽を得る〝誘惑〟にあふれています。簡単に手に入り、なおかつ快楽ホルモンと言われるドーパミンを脳が感じ、気持ちよさに即効性があるものは依存症になりやすいのです。

逆に、運動やダイエットや勉強など、効果をすぐに実感できないものほど継続は難しいということです。長時間のゲームやアルコールなど、心身の健康を損ね、パフォーマンスを低下させてしまうものほど簡単に依存してしまうのです。

なぜなら、私たちの脳は「とにかく目の前の報酬が欲しい」からです。これは、行動経済学で「双曲割引」と言われるもので、「目の前の報酬を過大評価し、将来にある報酬や罰則を過小評価してしまう」ということが脳で起こっています。

さらに、もっと根本的なことを言えば、脳というのはそもそも、やりはじめないとやる気が出ないのです。これはどういうことかと言うと、脳において、「やる気」や「頑張り」を司るカギとなるのは「側坐核」という部分で、ここはとにかく〝何か〟をやりはじめないと活動しないのです。

だから、やるためのハードルが高いと億劫になり、まず続かないのです。そういった背景が、「らっくる体操」を考案した理由でもあります。

身体はすごく頑張ってくれている

日本人は世界でも一番「不安」を感じやすい国民だと言われています。

これは日本人の遺伝子が関係しています。いくつかの論文によれば、日本人は不安遺伝子である「セロトニントランスポーターSS型」を持っている人が65%もいるそうです。

実際、内閣府の実施している『国民生活に関する世論調査』（平成28年）では、約66％の人が「日頃の生活の中で悩みや不安を感じている」と答えています。

将来の不安、老後の不安、金銭的な不安、人間関係の不安、仕事に対する不安、震災や災害に対する不安など、数えればキリがありません。

日本の環境も関係していると思います。狭い国土、地震や災害、度重なる飢饉……など、あまり楽観的では生き延びてこられなかったのでしょう。つまり「不安」があるから〝いい人〟であろうとしたり、真面目に仕事をするわけです。

もちろんそれはいいのですが、一方で自分のことはおざなりになっている人が多いのではないでしょうか？

疲れていても無理して仕事したり、家事や育児も頑張っている。対人関係もまわりを気にして自分を抑えている。

そんな中で、自分の身体の声に耳を傾け、ケアしてあげる余裕がなくなってきていないでしょうか？　かつての私もそうでした。

でも、身体はあなたが思っている以上に頑張っているし、働いてくれているのです。

それはちょうど主婦の仕事に似ています。家族が快適に生活できるよう、掃除、洗濯、食事づくりとフル回転で頑張ってくれる。家族は当たり前のように思っていて、誰もねぎらわない。でも、ひとたびお母さんが寝込んでしまうと、家は散らかり放題、食事もままならない……。

そうなってからはじめてお母さんが日頃、どんなに家族のために一生懸命働いてくれていたかがわかるのです。

身体も同じです。いつも一生懸命働いてくれているあなたの身体が悲鳴を上げて、壊れてしまう前に、どうかいたわってあげてください。

また、発想を変えれば、日本人は「不安を感じられる能力に長けている」とも言えます。不安を感じるからこそ、たとえば、病気で苦しむ前に「予防」に取り組むことができたり、より安全な準備や計画を立てたり、人と協力したり、助け合ったりすることができると思います。

それをぜひ、あなたの身体に向けてください。

健康の秘訣は呼吸と姿勢にあり

健康に必要なたった2つのこと

ここまで運動の重要性について述べてきましたが、ここでちょっと観点を変えて、「呼吸」と「姿勢」について考えてみたいと思います。なぜならば、この2つは「筋肉」ととても深い関係にあるからです。

なぜ「呼吸」と「姿勢」が大事かと言うと、この2つこそ健康の土台だからです。

木で考えてみてください。木にはまず根っこがあって、その上にしっかりした幹があって、さらにその先に枝葉がしっかり茂っています。それが〝健康な状態〟です。まずは「根っこ」が大事なのです。

その根っこを支えるのが、人間の「基本的な機能」である「呼吸」と、重要な要素である「姿勢」なのです。

この根っこの部分がしっかりしていなければ、どんなに健康にいいことをしても、土台から崩れてしまいます。

では「呼吸」と「姿勢」が具体的にどう重要なのかをそれぞれ見ていきましょう。

現代人は呼吸がヘタ

人間が生まれてから発育していく過程で、自然と獲得していく動作のことを「原始動作」と言います。

立つ、歩く、走るなどがそうです。その中で最初に獲得する原始動作が「呼吸」です。だから呼吸がうまくできないと、「姿勢」も「歩行」もうまくいきません。

ところが、この「呼吸」が上手にできていない人が多いのです。

「呼吸がヘタ」と言うと、多くの人は「しっかり吸えていないのかな?」と思われるかもしれませんが、**ほとんどの人は適切な量よりも2~3倍は吸っています。つまりは「呼吸量過多」なのです。**

だから、酸素と二酸化炭素のバランスが崩れて、逆に酸素を取り込む能力が低下してしまい、脳や血管に血液が行きわたらなくなっているのです。

酸素不足になると、脳は疲弊してしまい、心身を緩めることが難しくなります。すると運動機能や免疫機能が低下します。ストレスの多い生活を続けている現代人は、脳も身体も常に緊張状態にあります。

筋肉や精神にとって〝リラックス〟することって実は難しいのです。

人はリラックスしているときは自然と腹式呼吸になっていて、身体の深部の筋肉を使います。でも緊張すると、深部筋肉が使えなくなって、本来は安静時には使わなくてもいい、首や肩などの筋肉（呼吸補助筋）を使って呼吸をせざるを得なくなります。

「呼吸」は命に関わることですから、身体はもう必死で、効率が悪かろうが何だろうが、代わりの筋肉を使うことで呼吸しようとするわけです。

すると身体は過度に疲れます。疲れると運動どころではなくなって、ますます動かなくなります。まさに悪循環です。

その解決のひとつが、「誰でもできる軽い運動」なのです。軽い運動をすることで「呼吸量過多」の改善にもつながっていきます。

口呼吸を鼻呼吸に変えるメリット

現代人の多くが口で呼吸をしています。スポーツや強度の高い身体活動をしているときに口呼吸になるのは仕方がないことですが、日常生活において口呼吸をしているのは身体によくありません。

口呼吸のデメリットを以下に述べます。

姿勢が悪くなる

口呼吸は、口がいつも開いている状態です。するとロのまわりの筋肉が鍛えられないので顎が後退します。また舌の位置が下がってしまうので、気道が狭くなります。

気道が狭いと当然、呼吸がしづらくなり、無意識のうちに呼吸をしやすいように頭を前方に突き出す姿勢になり、猫背になりやすくなります。

●免疫力が落ちる

ウイルスや細菌を含んだ外気をダイレクトに吸い込んでしまうため、風邪やその他の病気にかかりやすくなり、免疫力も低下します。

●口臭や虫歯の原因になる

口がいつも開いていると、口の中が乾燥し、唾液が減ります。すると口臭の原因となります。また唾液が減ることで、虫歯や歯周病にもなりやすくなります。

●いびきをかきやすくなって眠りが妨げられる

寝ているときに口が開いてしまうと、舌が喉のほうに落ちて、気道をふさぎ、いびきをかきやすくなって、睡眠の質が落ちます。さらには寝ている間に呼吸が止まる「睡眠時無呼吸症候群」になるリスクも高くなります。

●酸素過多になる

口から息を吸うと、一気に多量の空気が体内に取り込まれるので、〝酸素過多〟状態になってしまいます。その結果、血中の酸素と二酸化炭素のバランスが崩れてしまい、脳や筋肉に酸素をうまく行きわたらせることができません。すると疲れやすく、緊張しやすい身体になってしまいます。

このように口呼吸をしていると、さまざまなデメリットがあるのです。では次に、鼻呼吸のメリットを挙げます。

姿勢がよくなる

鼻呼吸をすると、体幹深部の筋肉が使われて頭を前に突き出さなくてもいいので、自然と姿勢がよくなります。

免疫力が強化される

ウイルスや細菌が入り込んでも、鼻毛や鼻の粘膜のせん毛などがろ過してくれます。また鼻の奥の「扁桃リンパ組織」という免疫組織が異物を攻撃して体内に入れなくします。こうして免疫力が強化されていくのです。

◉喉や口の中の乾燥を防ぐことができる

口を閉じていれば、口の中の乾燥を防ぐことができ、唾液もしっかり出ます。

◉リラクゼーション効果がある

鼻呼吸をすると、鼻腔から一酸化窒素（NO）が出ることがわかっています。NOは血管や気管支を広げる作用があり、血流をよくしてくれる物質です。さらに、NOは体温上昇効果、リラクゼーション効果をもたらしてくれることもわかっています。

◉疲れにくくなって集中力がアップする

鼻呼吸のほうが効率的に酸素を取り込めるので、疲れにくくなり、読書やスポーツなどあらゆる場面で集中力がアップします。

この他にもいろいろありますが、口呼吸を鼻呼吸に変えるだけで、体調は改善されるはずです。

鼻呼吸をするためには、まず口を閉じて、鼻で呼吸することを意識します。すぐには改善されないでしょうが、とにかくやり続けることです。気がつくたびに口を閉じて鼻呼吸を意識しているうちに、いつの間にか〝無意識〟で自然にできるようになります。

「速い・短い・強い呼吸」ではなく、「遅い・長い・弱い呼吸」が自然にできるようになることが理想です。

呼吸を整えて心を落ち着かせること、リラックスできる能力や習慣を身につけることは、現代において最も重要なスキルだと私は感じています。

みんな身体の前側だけを使っている

人間の健康の土台である2つのこと、呼吸の次は「姿勢」です。

「あなたは姿勢がいいですか？」と聞かれて、胸を張って「いいです」と答えられる人はきっと少ないと思います。

でも、それは決してあなただけではありません。現代の多くの人が、姿勢が悪くなっています。

では、なぜ姿勢が悪くなってしまうのでしょうか？

それはやはり生活習慣にあります。とくにスマホやパソコンが大きな原因となっています。スマホやパソコンを見るときは、首が前に出て、背中が丸まり、肩を内側に巻き込んだ姿勢になっています。

人間の頭って意外と重いんです。成人で約5キロあります。5キロのお米って結構重いですよね。

首が前に出てしまうと、無理な姿勢で頭を支えることになりますから、首や肩に余計な負担がかかり、凝りや痛みにつながります。

また、私たちの生活を考えると、「身体の前側」でする作業がほとんどです。服を着るのも、パソコンを打つのも、料理をするのも、スマホを見るのも、すべて前側作業。どうしても「前かがみ」「前傾姿勢」になりがちです。

どこかで意識して本来の正しい位置に戻していかないと、その不自然な姿勢が固定されてしまうのです。

本来、正しい姿勢でいれば、身体はラクなんです。

猫背の状態で手を挙げようとすると、うまく挙がりませんよね。でも胸を開いて正しい姿勢から手を挙げるとスッと上がります。
まずは意識して「正しい姿勢」を心がけることが大切です。

姿勢は内臓にもメンタルにも影響する

姿勢の悪さは「内臓」にも影響を与えます。

呼吸については前述しましたが、やはりここでも呼吸がカギとなってきます。

まず、呼吸を正しく行えないことで、呼吸をするための筋肉が衰え、「腹腔内圧（腹圧）」が弱まって、姿勢が崩れてしまいます。腹圧とは、内臓が収まっている場所（腹腔）にかかる圧力のことです。

腹圧を高めるためには、体幹を構成する深部筋群（横隔膜・腹横筋・多裂筋・骨盤底筋）を鍛える必要があります。

呼吸がうまくできず、横隔膜の緊張が続くと、横隔膜の下にある肝臓、腎臓、膵臓、胃、小腸、大腸など、腹腔に収められている臓器が動きにくくなり、消化・吸収、代謝などの内臓の働きが低下します。

要するに、呼吸の乱れが悪い姿勢をつくり、自律神経の働きを鈍らせ、内臓の不調や便秘、生理不順などの症状につながっているのです。

そして姿勢が悪いとメンタルにも影響します。猫背で常に下を向いていると、ネガティブな思考になりやすいのです。

まず猫背自体が、身体が疲れやすい姿勢であり、活力がある状態と疲労のある状態では、気分がまったく違うので、よい思考も生まれにくいです。

また、猫背になると、胸郭が硬くなり、呼吸が浅くなるため、全身に酸素が行きわたりにくく、脳の働きも鈍くなるので、物事をマイナスに受け取りやすくなります。

そもそも、**人間は1日に6万回以上も思考すると言われており、そのうち約80%は、ネガティブに考えてしまう癖があると言います**。「姿勢」と「思考」、「身体」と「精神」は密接に関係しています。

よい姿勢を保つことは、メンタルヘルスにおいてもとても大事なことです。

よい姿勢はなぜ持続できないのか

「では、今日はまず、姿勢の話から始めたいと思います」

講演などでこのように言うと、みなさん、急に背筋を伸ばしてくださいます。「姿勢をよくしましょう」とは言っていないのに（笑）。

でも、その場では背筋を伸ばしても、すぐに元に戻ってしまう方が大半です。

これはなぜかと言うと、「姿勢を保つ筋肉」がうまく機能していないからです。

では、運動をして筋肉をつければいいのでしょうか？

そこがまた問題で、悪い姿勢、崩れた姿勢のままウォーキングをしたり、運動をすると、膝を痛めたり、腰を痛めたりということになってしまうのです。

では、どうしたらいいのでしょうか？　次にこのお話をしていきます。

筋肉があなたの健康を決めている

呼吸と姿勢は深いところの筋肉が支えている

「呼吸」と「姿勢」がいかに大事かについてお話してきましたが、では、よい「呼吸」と「姿勢」のためにはどうしたらいいのでしょうか？

すでに述べたように、そこでカギとなるのが「筋肉」です。筋肉を緩めたり、鍛えたり、整えたりすることで「呼吸」と「姿勢」という健康の土台をしっかり築いていくことができるのです。

筋肉には深いところにある筋肉（深層筋）と、身体の表面、浅いところにある筋肉（表層筋）があります。深いところにある筋肉の主要な働きは、骨を支え、関節を安定させることです。そして「呼吸」をするときに使う筋肉も、じつは深いところにある筋肉です。

浅いところにある筋肉は〝動き〟を生み出す筋肉です。要は、関節を大きく動かしたり、力を発揮して荷物を持ったり、速く走ったりといった、そういう役割です。

呼吸が浅くなり、正しい姿勢が保てない生活が続くと、深いところにある呼吸に関わる筋肉が衰えて、骨を支えきれなくなってしまいます。その結果、姿勢が崩れたり、もしくは姿勢を保持できなくなります。でも重力には抵抗しなくてはいけないので、身体を守るために浅いところにある筋肉が関節や骨を守るために働いてしまうのです。

呼吸の話のところで、呼吸に関わる深部筋肉が弱ると、外側の筋肉を使って呼吸を行うと言いましたが、これ、呼吸の話だけではなく、全身に及ぶのです。

本来は力を発揮するための筋肉なのに、骨を守る働きもしなくてはならないのです。

会社に例えるとわかりやすいかもしれません。製造部門の人がつくった商品を、営業部門の人が売って歩くことで、利益を上げて会社が回ります。

ところが製造部門の仕事がしっかりできていないと、営業の人は外回りから帰ってきて製造を手伝わなければいけなくなります。これは〝過剰労働〟です。

身体もこれと同じで、浅いところにある筋肉が本来の役目以外の仕事もしなければいけなくなれば、疲れてしまいます。その結果、凝りや痛みが出てしまうのです。

内側の筋肉が姿勢もスタイルもよくする

身体の内側の筋肉が使えず、外側ばかり使っていると肩凝りや腰痛などが起こるばかりか、スタイルも崩れます。猫背になると、下腹も出やすくなるし、とくに女性の場合は足がO脚になってしまいがちです。

それから、体幹やお尻の深部筋肉が使えないと、太ももの表面や外側の筋肉に体重が余計にかかり、その結果として、それらの筋肉やふくらはぎなどが過剰発達します。これが〝太ももが太くなる〟大きな原因のひとつです。そして、使われていないお尻は垂れていきます。

これは絶対に避けたいことですよね。

そう考えると、「姿勢が悪い」って恐ろしいことです。でも、逆にいい姿勢を自然に保てる状態にあれば、日常の中でよいスタイルをキープすることが可能です。

次ページに、わかりやすく絵にして、理想的な姿勢と悪い姿勢の例（悪い姿勢はいろいろあるので一例です）を載せました。参考にしてください。

理想的な姿勢と悪い姿勢の例

理想的な姿勢

悪い姿勢の例

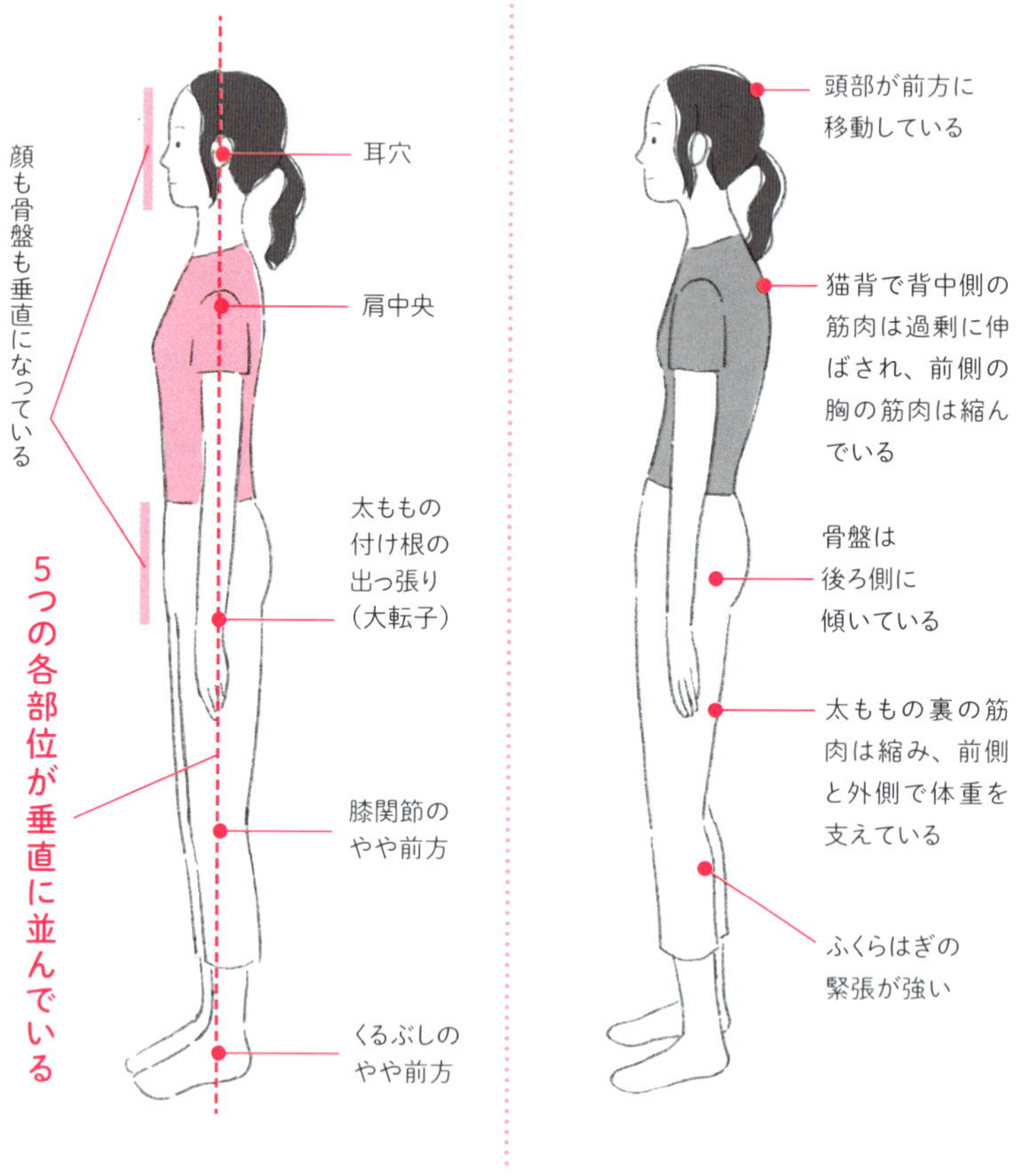
顔も骨盤も垂直になっている
耳穴
肩中央
太ももの付け根の出っ張り（大転子）
膝関節のやや前方
くるぶしのやや前方
5つの各部位が垂直に並んでいる
頭部が前方に移動している
猫背で背中側の筋肉は過剰に伸ばされ、前側の胸の筋肉は縮んでいる
骨盤は後ろ側に傾いている
太ももの裏の筋肉は縮み、前側と外側で体重を支えている
ふくらはぎの緊張が強い

骨の並びが本来の位置にあるため、各筋肉が過剰に働く（頑張る）必要がなく、重力に適合していて疲れにくい。

姿勢が崩れることで、重力に対するバランスを取っている状態で、疲れやすく、各所で身体の不具合が生じる。

つまずきやすいのは筋肉のバランスのせい

S江さん（72歳）は、現在、手と足をケガして治療中です。家の中のちょっとした段差につまずいて、立て続けに2回も転んでしまったからです。1回目は手首を打撲、2回目は足を捻挫してしまいました。

「お母さんはおっちょこちょいなんだから、気をつけてよ！」と娘さんに怒られてシュンとしているS江さんですが、実は〝おっちょこちょい〟のせいばかりでもないのです。

実はこれも筋肉の問題なのです（実際には筋肉だけでなく、関節の機能や神経伝達なども関係しますが……）。

つまずくのは足の筋肉自体が衰えることがまずひとつ、さらには筋肉のバランスの問題もあります。

姿勢が崩れると、下半身においてはふくらはぎで体重を支えようとします。逆に前側の筋肉（前脛骨筋《ぜんけいこつきん》）はあまり使われません。

また前述のように、太ももの外側も過剰に発達して、内側は弱くなっています。

要するに筋肉の発達のバランスが悪くなるわけです。そうすると、歩くときにつま先がしっかり上がらないのです。だからちょっとした段差でも転んでしまうわけです。

筋肉は鍛えていないとどんどん失われる

一人暮らしのE子さん（68歳）は、買い物をするにしても家事をするにしても、とにかくひとつひとつの作業がつらくて仕方がありません。ちょっと掃除をしただけでも、すぐに息が上がって休まなければなりません。

病院で診てもらうと、「内臓はとくに悪いところがないが、疲れやすいのは筋肉量が足りないことが原因ではないか」と言われました。筋肉が足りないから、日常生活の動きが難儀になるというのです。

「運動はしていますか？　最近運動をしたのはいつですか？」と医師に聞かれたE子さん、絶句です。運動らしい運動はもう何十年もしたことがないからです。

でもE子さんのような人、実は少なくないのです。

筋肉は常に鍛えていないと失われてしまいます。

『ヒトの絶対筋力』（福永哲夫著／杏林書院）によれば、「1歳年を取るだけで1％の筋肉が失われる」という研究結果が報告されています。さらには50歳を過ぎると40歳までの2倍の速度で衰えていきます。

筋肉は体重の約35％（男性は約49％）を占め、身体を動かすだけでなく、人が生きる上でさまざまな役割を果たしている、とても大事なものです。

だから私たちは意識して、日頃から筋肉をつける工夫をしていく必要があるのです。

使えていない筋肉を使うようにする

それからもうひとつ、運動不足や身体の偏ったクセなどによって使われていない筋肉がそれに順応して、〝使えない状態〟になっている場合があるのです。言ってみれば、筋肉が寝てしまっている状態です。スイッチが「オフ」になっていると考えてもいいでしょう。

筋肉量が減っていて、さらにその中で使える筋肉が限られている状態になると、さまざまな動作が不自由になります。すると痛みや病気の原因になります。

これも先ほどの会社の話と同じです。

骨を支え、身体を安定させるための筋肉がうまく機能していないことで、本来、身体を動かすための大きな筋群が、身体を支える働きをせざるを得ないため、凝りや痛み、効率の悪い動きなどにつながってしまいます。

だから、筋肉を増やすこともちろん大事なのですが、同時に〝使える筋肉〟を増やすことが重要なわけです。

使える筋肉がしっかりつくと、動きがスムーズになり、疲れにくく、ケガをしづらい身体になります。

関節の痛みも筋肉が原因だった

膝痛、腰痛、股関節の痛み、肩凝り、四十肩・五十肩、首の痛み……。これらはすべて関節の痛み、関節の不調です。

こうした痛みが起こるのは、実は筋肉・筋膜が関係しているのです。

私たちの身体の骨のまわりには、筋肉のほかに、筋膜やその他の組織もあり、お互いに影響し合っているのですが、中でも最も骨の状態を左右するのは筋肉です（筋膜も大変重要なのですが、ここでは筋肉に絞ってお話しします）。

筋肉によって骨が収まるべき位置に保持されているのが正しいあり方です。

ところが、必要以上に筋肉を使いすぎて疲れて硬くなっていたり、あるいは逆に弱くなって機能が低下したりすると、**骨をきちんと保持できず、本来の正しい位置ではない場所に引っ張ってしまいます**。

そうすると当然、関節が正しい位置に収まりません。

その結果、関節の可動域が狭くなり、動きにくくなったり、痛みが出たりします。

痛みがあるのは、本当につらいですよね。痛みを取るために、整体に行ったり、マッサージ院でほぐしてもらうのはもちろんいいのですが、それらは対症療法です。

一時的なマッサージや整体ではほぐれることはあっても、筋肉量や身体の機能的な動作は変わらないので、時が経てばまた崩れてしまいます。

大事なのは、自分の身体は自分で整えていくという意識を持つことです。

運動すればいいことといっぱい

運動のメリットはこんなにある

さて、運動すること、筋肉をつけることの必要性について、さまざまな観点から述べてきましたが、運動すると身体の中でどのようなことが起こるのか、どんなメリットがあるのかということを考えてみましょう。

運動効果は、身体とともにメンタルへの効果が期待できます。さまざまな効果について説明していきましょう。

心肺機能がアップする

運動すると、心肺機能が高まります。私たちは年を取ると心肺機能が衰えていき、血流が悪くなり、疲れやすくなって、息苦しさを感じるなど、日常生活への弊害が起こります。でも運動で心肺機能を鍛えれば、これらを予防できたり、持久力、スタミナがつき、若々しさを保つことができます。血液の流れはよくなり、血管強化にも役立ちます。

また呼吸する力がアップし、呼吸が深くなります。

血圧が安定する

運動は血圧にもいい効果を及ぼします。ごく簡単に言うと、有酸素運動を続けることで、体脂肪の減少につながり、血液がドロドロからサラサラに変わって血管壁への負担が減り、長期的に血圧が安定していきます。

当社の運動施設に通っている方で、血圧が下がって安定し、お医者さんから「血圧の薬を減らしましょう」「やめてみましょう」と言われた方は本当に多いです。

肥満・メタボ・糖尿病の予防になる

肥満・メタボは、簡単に言えば、「必要以上に脂肪が余っている状態」のことです。ちなみに男性で体脂肪率20％以上、女性（15歳以上）で体脂肪率30％以上は軽度肥満とされています。

よく「あまり食べていないのに太る」という声を聞きます。ご年配の女性に多い悩みです。あるいは「私は水を飲んでも太る体質なのよ」とおっしゃる方もいらっしゃいます。

これは、身体を動かしていないから体脂肪が燃焼できないだけです。食べすぎると、人体は余ったエネルギーを脂肪に変えて蓄積しますが、実際には中性脂肪として血中にため込んだり、皮下脂肪、内臓脂肪など体脂肪として蓄積していきます。これも運動をすれば脂肪が燃えて、徐々に体脂肪が減っていきます。

また、運動による筋肉量の向上には、糖尿病の予防効果もあります。糖尿病の予防と言えば、有酸素運動を思い浮かべる人が多いかもしれませんが、じつは「筋肉量を増やすこと」が予防への近道なのです。のちに紹介する「らっくる体操・上級編」など、筋肉を増やす運動がおすすめです。

●体温が上がる

今、平熱が36℃に満たない「低体温」が問題になっています。低体温は女性に多いのですが、女性のみならず、中高年になるとどうしても体温が低くなりがちです。

身体の冷えはさまざまな不調とつながっています。冷えると血流が悪くなりますから、酸素や栄養が身体の隅々に行きわたらなくなり、元気がなくなったり、疲労を感じやすくなります。

さらに冷えると免疫力も落ちてしまいますから、風邪も引きやすくなります。他にもさまざまな病気、それからメンタルの不調も呼び寄せてしまいます。

運動すると筋肉や神経が刺激され、新陳代謝が盛んになります。また筋肉は「熱産生器官」ですから、筋肉を鍛えることで体温アップができるのです。

膝や腰などの関節の痛みが軽減する

先ほどちょっと「筋膜」について触れましたが、筋肉のまわりには筋膜という組織があって、筋肉を覆っています。この筋膜が健康に重要な役割を果たしているのがわかっています。筋膜が固まって癒着していると、身体の動きが悪くなり、凝りが出たり、痛みが出たりします。

しかし、やさしい運動を取り入れることで、筋膜や筋肉の癒着が軽減され、関節が動く範囲（可動域）が本来のよい状態に近づいてきます。関節がちゃんと正しく動くと、他の周辺の筋肉や骨、組織にストレスがかからず、凝りや痛みが軽減されることになります。

ロコモの予防になる

23ページで述べた、骨、筋肉、関節などが加齢とともに衰えることによって起こるロコモティブシンドロームにも、運動はもちろん有効です。運動することによって、筋肉、骨に刺激を与えることで発達を促し、ロコモの予防になります。

認知症の予防になる

前に述べた運動が脳にもいいという話にも関連しますが、運動ほど脳細胞の新生を促せるものはないのです。これは比較的最近になってわかったことなのですが、適度な運動は脳の「海馬」という部分の神経細胞が新しくつくられるのを促します。

海馬は脳内において「記憶力」を司る部分で、ここが活性化すると記憶力がアップし、認知症の予防にもつながります。

認知症予防についてはいろいろ言われていますが、研究で予防効果が認められているのは、唯一「有酸素運動」だけで、毎日意識的に歩くと認知症の発症率を約40％減らせるとも言われています。

集中力・記憶力がアップする

運動をした直後は、脳内伝達物質ドーパミンの分泌量が増え、数時間はその状態が続きます。ドーパミンはやる気を起こさせたり、集中力、記憶力をアップさせる物質です。

つまり、活発に身体を動かせば動かすほど、集中力、記憶力も高まるのです。

不定愁訴が改善される

従来、不定愁訴は更年期の女性に多いとされていましたが、近年では子どもや男性でも不定愁訴を訴える人が増えています。

そもそも不定愁訴自体が、運動不足から来ていることも少なくありません。事実、適度な運動を取り入れることで不定愁訴のおよそ7割が改善するという報告もあります。

ストレスを軽減する

運動すれば気分がよくなることは、みなさん感覚的にわかっていると思います。

運動することは、脳にとてもいい影響を与えます。

気分が落ち込むと身体を動かすのは億劫なものですが、じつは肉体にある程度、負荷がかかるほうが不安を軽減する効果が高いのです。

その理由は、運動をすることで、ストレスの感覚を鎮めて和らげてくれるアミノ酸・GABAが活性化されるからです。

運動で人生が変わった人たち

当社の運営するジムや運動施設では、運動をすることで「人生が変わった」とおっしゃる方が数多くいらっしゃいます。

腰が痛くて外出もままならなかった方が、運動を始めて半年で山登りができるようになったり、杖2本の支えがないと車の乗り降りができなかった方が、1年半ほどで軽やかに走ることができるようになったりしています。

他にも念願だった京都の紅葉を見に行けたとか、温泉旅行に行けたとか、こうした喜びの声は尽きません。

運動をしたら家計がラクになったという人もいました。その方は足腰に痛みがあり、週に3回整骨院に通って、1回5000円ずつ払っていたそうです。それだけで月に6万円、1年で72万円です。それが運動を始めて、ウソのように身体がラクになり、整骨院通いをしなくなったというのです。

正しい運動プログラムを行うことで、身体が変わり、生活が変わり、ひいては「人生が変わる」ことにもつながるのです。

運動は習慣にしないと続かない

いかがでしょうか？　ここまでお読みいただいて、「よし、運動しよう」という気持ちになっていただけたでしょうか？

でもそこで、前述したように「今日から1時間歩こう」とか、「スポーツジムに入会しよう」などと、いきなり高めのハードルを設定してしまうと、継続するのが非常に困難になります。

なぜならば「1日1時間のウォーキング」は、今まで運動をほとんどしてこなかった方にとって、〝無理なくできること〟ではないからです。

私自身もそうなんですが、人間の意志って意外と弱いんです。「やろう！」と決意して何回かは取り組んでみても、続かないものです。

では、どうしたら続くのでしょうか？

それこそが先にも述べた〝習慣の力〟です。

実は「やる気」はやりはじめた後から出てくるもの。**いかにハードルを下げ、頑張らなくても、考えなくてもできるレベルの〝無意識の習慣〟を築けるかが肝心です。**最初は意識して始めたことも、継続によって〝当たり前〟という習慣に変わります。

習慣になってさえしまえば、運動は日常の1コマに組み込まれ、何の苦もなく続けることができるのです。

「頑張る」ことではなく、「ほとんど考えずにする行動」が習慣です。限りなく「無意識の行動」に近づけていくことがポイントになります。

まずは**〝自分は動ける〟という感覚を持つこと**が重要で、少し行動を変えることで自信につなげていきましょう。

運動を習慣にするためにできること

では、どのように行動を変えたらいいでしょうか？　この章の最後に、行動を変えるための考え方を説明しておきます。

生活習慣病をはじめとする多くの慢性疾患の予防と治療には、健康行動（健康の保持、増進、病気からの回復を目的として行われる行動）をとる必要があります。つまり、「健康のためによいとされる行動をとり、悪いとされる行動をとらない」ということです。

そうした行動を一時的ではなく、〝維持〟することが最も重要です。

健康で快適な生活を送っていくためには、「行動変容」（behavior modification）が必要になってきます。行動変容とは、「人の行動が変わること」を言います。

1980年代前半に禁煙の研究から導かれたモデルとして、「行動変容ステージモデル」というものがあります。

人が行動を変える場合、83ページの図のように**「無関心期」→「関心期」→「準備期」→「実行期」→「維持期」の5つのステージを通る**というものです。

行動を変えるためには、このステージを考えると、目的が達成しやすいのです。もとは禁煙のためのモデルでしたが、その後は食事や運動をはじめ、いろいろな健康に関する行動で応用されています。

この行動変容のステージを1つでも先に進めるには、まず、**自分が今どのステージにいるかを把握することが大事**になります。

例として、運動を定着させていくための流れで見ていきましょう。

まず、無関心期は「運動のメリットを知る」「このままではまずいと思う」「まわりへの影響を考える」などということになります。

次の関心期では、「運動不足の自分をネガティブに、運動をしている自分をポジティブにイメージする」ということです。

さらに準備期では、「運動をうまく行えるという自信を持ち、運動を始めることをまわりの人に宣言する」ということになります。

このように、それぞれのステージによってアプローチが変わってきます。

そして実行期や維持期では、「不健康な行動を健康的な行動に置き換える（例：ストレスに対してお酒の代わりに運動で対処する）」「運動を続ける上で、まわりからのサポート

行動変容のステージモデル

（運動を定着させるための例）

まず、自分が どのステージに いるかを 知ることが大切。

無関心期

運動する気もなく、考えてもいない

例「運動のメリットを知る」「このままではまずいと思う」「まわりへの影響を考える」

関心期

運動する気はあるが、まだ実行していない

例「運動不足の自分をネガティブに、運動をしている自分をポジティブにイメージする」

準備期

運動を始めてみようかなと考えている

例「運動をうまく行えるという自信を持ち、運動を始めることをまわりの人に宣言する」

実行期

運動を始めたが、まだ定着していない

例「運動を続ける上で、まわりからのサポートを活用する」「運動を続けていることに対して褒美を与える」

維持期

運動が習慣化している

例「運動しやすい環境づくりをする」

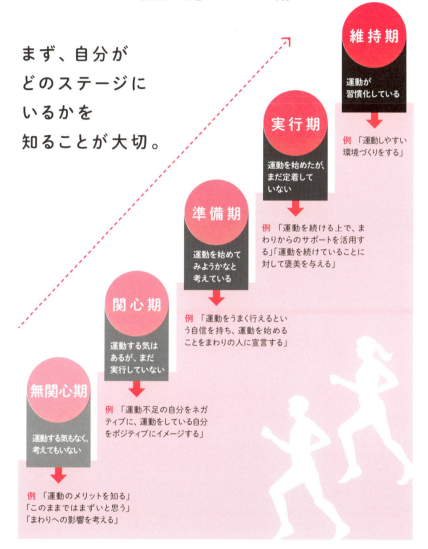

を活用する」「運動を続けていることに対して褒美を与える」「運動しやすい環境づくりをする」などが効果的です。

なお、行動変容のプロセスは、常に「無関心期」から「維持期」に順調に進むとは限りません。いったん「行動期」や「維持期」に入ったのに、その後、行動変容する前のステージに戻ってしまう〝逆戻り〟という現象も起こりえます。たとえ逆戻りをしても、客観的に自分がどのステージにいるのかを知ることによって、元に戻ることを防ぐことにもつながります。

行動変容ステージモデルから考えても、**「らっくる体操」は運動の導入として、非常に有効なツール**だと思います。

第2章

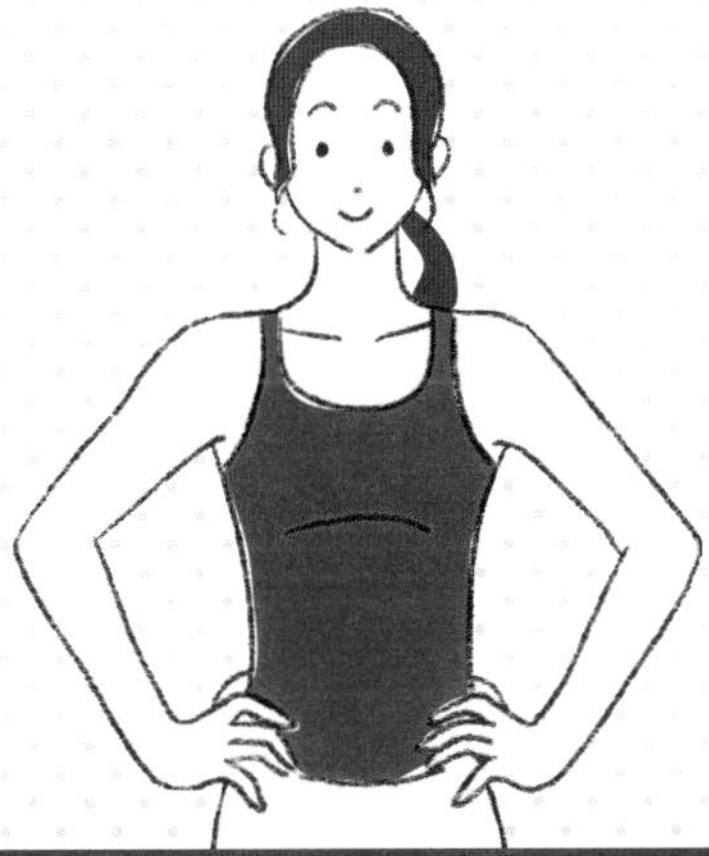

回すだけなのに すごい効果が あります！

超簡単な「らっくる体操」に
秘められたチカラ

「らっくる体操」は関節を回すだけ

「らっくる体操」は超欲張りエクササイズ

第1章では運動の重要性、そして運動を習慣にすることがいかに大事かについて述べました。

では、どんな運動ならばいいのでしょうか?

関節をよい状態に戻し、筋肉をつけて、姿勢をよくする運動。

運動が大嫌いな人でも、時間のない人でも「習慣」としてできる運動。

足が痛い人でも、忙しい人でも簡単にできて覚えやすくて、体調が改善されて、痛みが少なくなっていく運動。

面倒くさいとか、きつい、苦しい、つらい、嫌だというネガティブでマイナスのイメージから、運動は気持ちいいな、楽しいな、うれしいなというポジティブな感情に変えていく運動。

そしてひいては仕事や家庭、プライベート、人生が好転していくきっかけとなる運動。

それが、今から紹介する「らっくる体操」です。

「らっくる体操」はビックリするほど簡単。足首から順に、膝、股関節、腰と、下から上に向かって関節をくるくる回すだけです。

たとえば、筋肉を増やそうとするなら、ある程度負荷をかけた運動を15回×3セットなど行わなくてはなりません。

でも、まったく身体を動かしていない人に「スクワットを15回×3セット行いましょう」と言っても実行に移せないですよね。

「まったく運動をしない人」に対して、どんな運動を提案すればいいのか、そう考えたときに思い浮かんだのが〝回すこと〟でした。

私もこれまでいろいろな運動の勉強をしてきて、ありとあらゆるトレーニング法を学び、実践してきました。そのひとつの結論として、**「力を抜いて回す」というシンプルな動き**こそが、現代を生きる私たちにとって、効率的に身体をよくしていくのに適した運動だという考えにたどり着きました。

こうして完成した「らっくる体操」。まずは自分でやってみたところ、これが手前みそながら、非常にいいのです。

私自身、運動する時間が取れなくて悩んでいましたが、これなら仕事の合間にちゃちゃっと身体をほぐすことができます。

早速みなさんにお伝えしたところ、「これならできる！」「これはいい！」「簡単で覚えやすい」などと大変好評でした。「もっと早くこれを教えてほしかった！」という声もありました。

メリット1 筋肉・筋膜が緩む

では〝回す〟だけの「らっくる体操」が、なぜそんなにすばらしい効果を生むのでしょうか？

「らっくる体操」には大きく分けて、次の3つのメリットがあります。

①筋肉・筋膜が緩む
②身体の深部を鍛え、体幹が安定する
③効率よく負担の少ない動きを獲得できる

まず一番大きなメリットとして、回すことによって「筋肉が緩む」ということがあります。さらに、前述した筋肉を覆う膜である「筋膜」も緩みます。

先に、「ほとんどの人は、筋肉のバランスが崩れて骨がおかしな位置に引っ張られ、関節が正しい位置に存在していない、あるいはちゃんとはまっていない」と述べました。

しかし、〝回す〟ことによって、筋肉が緩みますから、関節を正しいポジションに近づけることができるわけです。骨を正しい位置に引っ張っている筋肉が緩めば、関節は自然と正しい位置に戻ろうとします。

もちろん一発でバシッと正しくはまるとは言えません。しかし、確実にいい位置に近づくことは間違いありません。

ただ、それだけだと日常生活に戻ったときに、またすぐ元に戻ってしまいます。これは脳も身体感覚も、今までの身体の使い方を覚えてしまっているからです。

だから身体が脱力できたあとは、それを〝安定〟させることが大事になります。最初は意識してやっているうちに、いずれ無意識で安定するようになります。**よい姿勢を安定させることで、痛みのない、動きやすい身体を手に入れることができる**のです。

メリット2 体幹の安定と動きのよさを生む

回すことのメリットの2つ目は、「身体の深部筋肉を鍛え、体幹を安定させること」にあります。たとえば、「上級・肩甲骨らっくる」（132ページ）では、足を前後に大きく開いて、手を回します。すると姿勢をしっかり保たなければならないので、知らず知らずのうちにも体幹が鍛えられます。

姿勢を維持するということは、おのずと腹筋、背筋、お尻と、身体の一番真ん中のコアの部分を鍛えることになるのです。すでに述べたように、それは現代人にとって、最も鍛える必要のある部分です。

3つめのメリットは、「効率よく負担の少ない動きを獲得できること」です。関節を大きく回すことで、効率よく動きをよくすることができるのです。

関節は毎日動いていますが、日常生活においては〝大きな動き〟をする機会はあまりありません。そうすると、ますます関節が固まってしまいます。意識して〝大きく動かす〟ことはとても大事です。

緩めるべきところは緩めて可動性（モビリティ）をよくし、整えるべきところは整えて安定性（スタビリティ）をもたらし、それからより大きな動作を行うことで、効率よく、身体に負担の少ない、スムーズな動作が獲得できる。この3つがまとめてできてしまうところが、「らっくる体操」の大きな特長です。

また、人間の動作は、基本的に三面（矢状《しじょう》面・前額面・水平面）で成立しているため（次ページ図参照）、三面上での運動を考慮して「らっくる体操」をつくっています。

たとえば、「歩く」という動作ひとつとっても、足や腕が前後に動いているので、一見矢状面上だけの動きに見えますが、骨盤や脊椎は水平面上で回旋（回転）し、股関節も前額面上で横方向へ移動しています。

つまり、**「らっくる体操」を行うことで、日常の生活動作ではあまり使っていない筋肉を鍛えるとともに、日常生活で重要となる「動作」そのものを鍛える（学習する）ことにつながる**のです。

3D構造になっている人間の動き

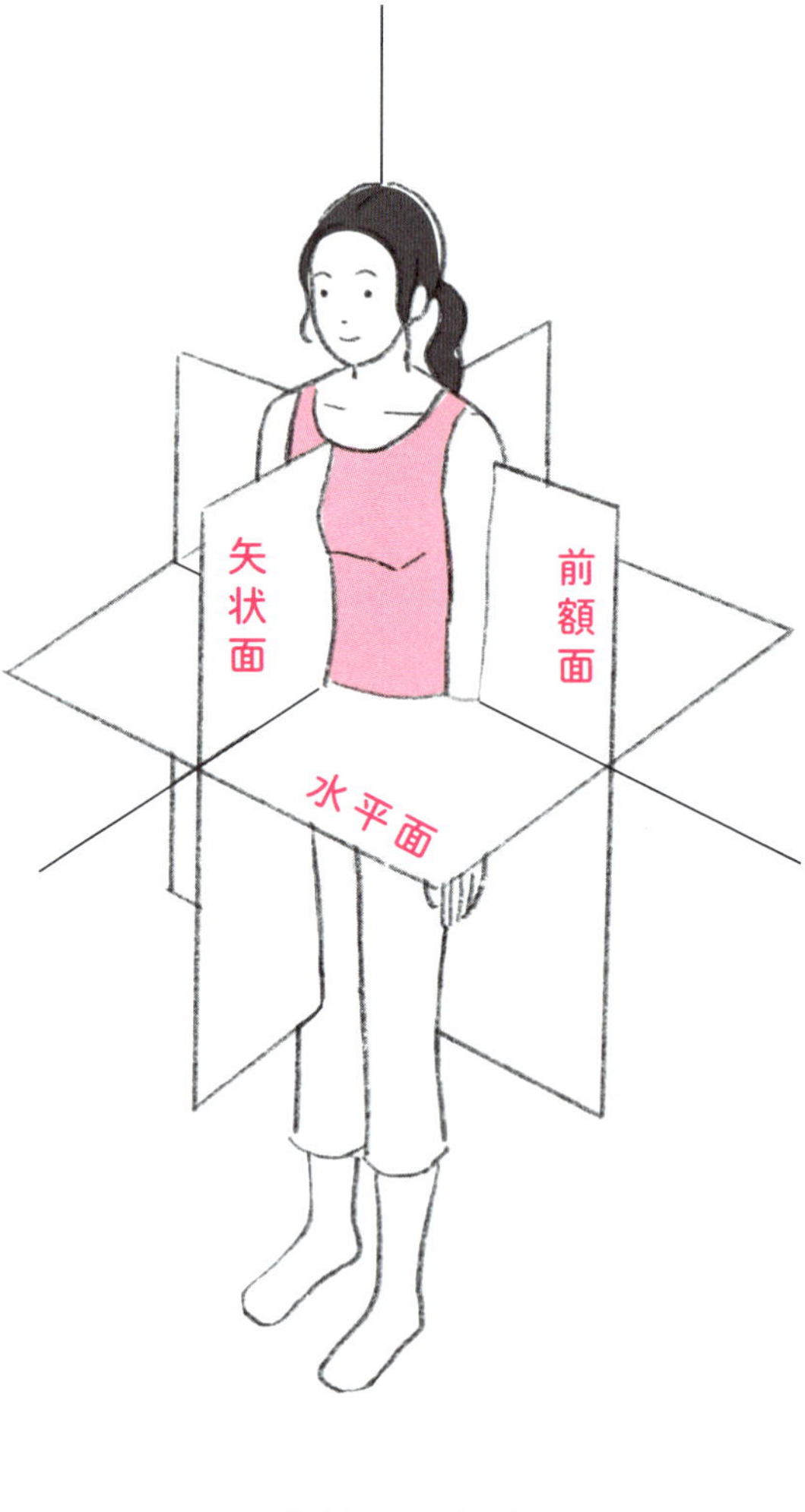

人間の動作は、基本的に
矢状面・前額面・水平面の三面で成立している。

メリット3 全身に作用する

さらに「らっくる体操」のすごいところは、回すだけで〝全身に作用する〟ということです。

「関節を回す」というと、その部分の関節だけに作用するように思われるかもしれませんが、回すことによってひとつの関節、筋肉・筋膜や組織だけでなく、全身に影響していくのです。

人間は、関節を動かす、または安定させるために、複数の筋肉を働かします。関節周辺の協調的な働きのことを「フォースカップル」と言います。ひとつの部位を動かせば、他の部分にもつながっていくということです。

たとえば、首を回せば、首だけでなく、首の周辺の環境も変わります。肩を回せば、それにつながっている腕、鎖骨、首にもいい影響を与えます。そうやって1か所だけでなく、その周辺、そのまた周辺というように、どんどんいい影響が波及して、最後に全身につながっていくイメージです。

「らっくる体操」がすごい理由

回すだけで脳の機能もアップさせる⁉

〝回す〟なんて、ごくごく簡単な動作だと思いますよね？　でも実は脳にとっては意外と高度な働きを必要とされるものです。

たとえば、「上級・肩甲骨らっくる」（132ページ）は、足を前後に開いて姿勢を保ち、その上で手を回すという、種類も質も違う３つの動作をいっぺんにしなければならないわけです。

このように、日常生活ではなかなかしない動作や姿勢をあえて行うことは、脳に対して大いに刺激を与えることができるのです。

高齢者はつまずきやすくなったり、バランスを崩したりしやすいのですが、これは筋肉の問題だけでなく、脳の機能の低下の問題でもあるのです。こうやって脳を適度に刺激することは、ケガの防止にもとても重要なことです。

筋力マシンを使用したトレーニングだけでは、安定した姿勢での単純な動作、繰り返しの動作となり、脳はそれほどは刺激されません。「らっくる体操」のような「非日常的な動作」をあえて行うことも大事なのです。

0を1にするベストな運動

「らっくる体操」は基本編が2分ちょっと、上級編が1分ちょっとの合計3分です。「たった3分で運動の効果が出るの？」と疑問に思うかもしれません。

しかしたった3分であっても、まったく運動をしてこなかった人にとっては大きな一歩となります。

すでに述べたように、多くの人は運動不足を感じていると思います。まったく運動をしていない状態を0としたら、0を1にすることは、1を2にすることよりもはるかに難しいことです。

でも、今まで運動が「0」だった人でも、「らっくる体操」なら「ちょっとやってみようかな」と思えるのではないでしょうか？　その一見小さく見える気持ちの変化がとても大事なのです。

そうやってほんの少しでも身体を動かせば、関節可動域が広がって、動かしやすさが断然違ってきます。また痛みが改善したり、身体が軽くなったりします。それによって気分が変わって身体を動かすことが苦でなくなります。

ですから、「らっくる体操」を始めると、「ウォーキングをするようになった」「他にも運動をしたくなった」という人がとても多いのです。また「冷え性が改善した」「新陳代謝がよくなった」という声も出ています。

3分だけの「らっくる体操」が、筋トレ、ストレッチ、有酸素運動へとつながっていけば、これは本当にすばらしいことです。

そういう意味でも「らっくる体操」は、0を1にするきっかけとして適していると思っています。

「らっくる体操」の5つの特長

「らっくる体操」の特長を以下の5つにまとめてみました。

①簡単にできる

関節をくるくる回すだけ。とにかく回せばいいわけですから、本当に誰でもできます。難しい説明など一切ありませんから、覚えやすさは抜群です。

それから、立ってできることも大きなポイントです。床や椅子に座る運動は意外にも場所を選ぶのです。ですから、立位でできる運動にこだわりました。

②時間がかからない

「らっくる体操」は基本編が2分ちょっと、上級編が1分ちょっと。これなら1日のうちの隙間時間にささっとできるはずです。

さらに、いっぺんにやらなくても、朝、昼、晩と分けてやってもいいし、肩や腰が疲れたというときは、その体操だけピンポイントでやってもOKです。

たとえば、オフィスでパソコンに向かっていて、「ちょっと疲れてトイレ休憩」というときに、「首らっくる」（122ページ）や「肩甲骨らっくる」（120ページ）をするといった具合です。また。コピーを取っている間に「足首らっくる」（108ページ）をすることもできます。

さらに、夜のリラックスタイムにテレビを見ながらやってもいいでしょう。「らっくる体操」は、〝ながら運動〟ができることも大きな魅力です。

③特別な道具・場所がいらない

運動には実にいろいろな種類があります。ヨガ、テニス、卓球、エアロバイク、ストレッチポールを使ったトレーニング……。これらはどれもすばらしい運動ですが、道具と場所が必要です。

ところが「らっくる体操」は、道具を使わず、職場でも、家でも、外でもどこでもできます。リビングでも、廊下でも洗面所でも、近所の公園でも行えます。

④運動効果が高い

いくら簡単で短時間にできると言っても、効果がなかったら意味がないですね。「らっくる体操」はそこも配慮しています。

「こんな簡単な体操で効果があるの？」「こんなことでいいの？」と思われるかもしれませんが、その効果はやってみていただければわかります。

まずこの体操は、足首、膝、股関節など「下肢」をしっかり使うトレーニングになっています。下半身の動きがよくなることで、上半身の動きも向上します。簡単にできるけれど、気づいたときには下半身が改善、安定しているわけです。

また基本編はやさしいものばかりですが、上級編のほうは少々筋肉に負荷をかけます。まったく運動をしていない人が上級編を行った場合、筋肉を増やす効果も期待できます。

さらに、「らっくる体操」には身体の緊張を取る効果もあります。緊張がほぐれると心もほぐれ、呼吸の安定にもつながります。これは現代人にとってとても重要なことです。

⑤ラクラク続けられる

何と言っても「らっくる体操」はラクです！　これは私がこの体操において、最も強調したいことです。

負荷の軽い運動ですから、毎日、何の苦もなく続けられます。そして続けるうちに身体が軽くなり、関節の動きがスムーズになっていきますから、ますます楽しくなるというい い循環が起きます。

運動に自信がないという人や身体が重く感じるという人でも大丈夫。無理のない範囲、痛くない範囲で、やさしく柔らかく動かしますから、ケガをしたり、筋を違えるといったリスクがとても少ないです。

そもそも関節を回すというのは、関節が動く範囲しか動かすことができないため、痛みにつながりにくい動作と言えます。

本当に歯を磨くように、毎日、自然に続けることができる体操なのです。

とはいえ、「習慣」になっていないうちは、「あ、今日は忘れてしまった！」ということもあるでしょう。あるいは「今日は忙しくて3分も惜しい」とか、「疲れすぎていて身体を動かすことさえ億劫」ということもあるかもしれません。

もし「できない日」があっても、大丈夫です。思い出したときから再スタートすればいいのです。気づいたときには、すでに運動に目が向いています。

また3分の時間が取れなければ、1分でもいいのです。毎日少しでも続けることが大切なのですから。

前述したように、そもそも「やる気」なんていうのは、勝手に出てくるものではありません。まずはやってみて、そしてやり続けることではじめて「やる気」は出てくるようになっているのです。

だから**〝考える〟ことよりも、とにかく〝やる〟こと、〝動かす〟こと**です。行動を優先してデザインしたのが、この「らっくる体操」です。

そこで、この本には〝おまけ〟をつけました。それが、巻末にある「らっくる体操ミニポスター」で、この1枚で「らっくる体操」がひと目でわかるようにしました。

先ほど言ったように、本を読んで気持ちが上がり、やってみようと思っても、今まで生きてきた、続けてきた「習慣」は本当に強烈です。

だから、みなさんには読んで終わりではなく、何とかこれを始まりにして運動を習慣にしてほしいと思っています。

毎日続けられるようになるポイントは、常に意識することです。そのために、このミニポスターを切り取って、冷蔵庫やドアなどのいつも目に入る場所に貼っていただき、「らっくる体操」を意識する環境をつくっていただきたいと思います。

「言い訳」や「できない理由を考える」のではなく、まずやってみる。その**小さな行動、習慣の積み重ねが身体も人生も変えていく**と私は信じています！

第3章

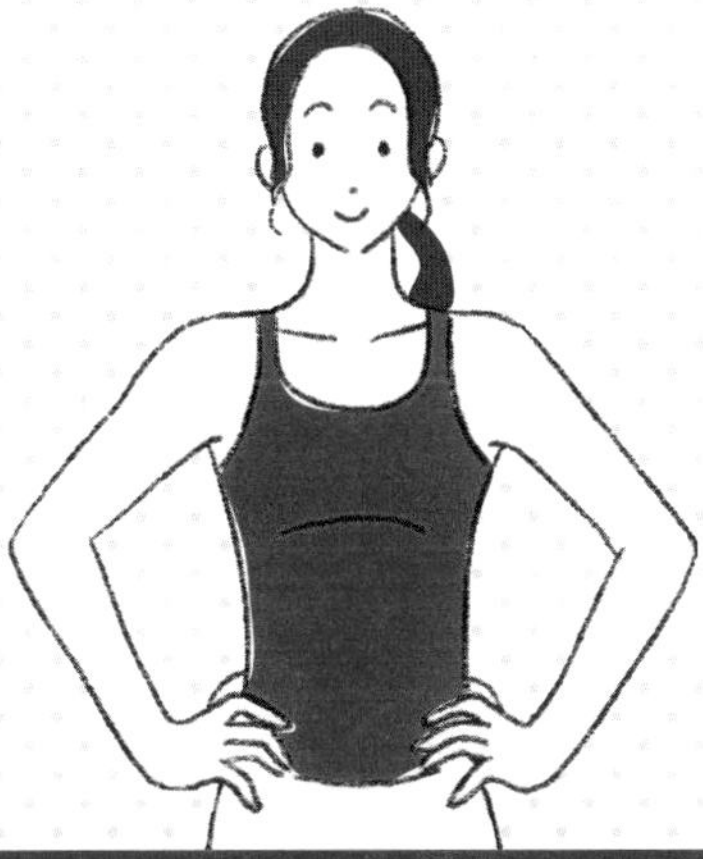

今日から「らっくる体操」を始めましょう！

たった3分に濃縮された
回し方の全プロセス

「らっくる体操」を始める前に

基本編と上級編がある

「らっくる体操」は、基本編と上級編に分かれています。基本編は8種類あって全部やっても2分ちょっと、上級編は4種類で1分程度。両方でも3分ちょっとです。やり方はごく簡単。足首から順に関節を回していくだけです。行う時間はいつでもOK。基本編だけでもいいし、たとえば「肩らっくる」だけでもいいし、状況に合わせてカスタマイズできます。もちろん1日何回やってもいいのです。また「肩甲骨らっくる」や「首らっくる」は座っているときもできるので、デスクワークに疲れたときなどにおすすめです。

順番にも意味がある

「らっくる体操」は足首から上にいきますが、この順番にも意味があります。これは安定性を考えてのことです。足場が安定しない限り、上半身は安定しないし、体重と重力が常に一番地面に近い足元にかかっているため、足場が崩れている人がほとんどだからです。

これは高齢になると顕著に現れます。また、動きは小さいものから大きいものへと工夫していきます。小さな動き、やさしい動き、負荷の少ない動きからだんだん大きな動作になっていきます。大きな動作というのは、関わる関節や筋膜や筋肉の数が増えてくるわけです。つまりこの順番でやれば、ケガなどのリスクが小さく、安全に運動ができるのです。

基本的に鼻呼吸で行う

呼吸は、基本的には口を閉じて、自然な鼻呼吸で行うのが理想です。とくに「らっくる体操」は負荷の軽い運動なので、力まず、リラックスした状態で行ってください。

ただし、上級編になると、運動強度が高くなってきますので、鼻呼吸だけでは難しいかもしれません。その場合は鼻から息を吸って、口から細長く吐くようにしてください。最も大事なことは、息を止めないことです。

姿勢を意識して行う

頭のてっぺんからお尻の穴まで1本の棒が通っているイメージで、背筋を伸ばして行いましょう。日頃、この姿勢を維持するだけでも、姿勢改善の効果があります。

●注意事項

「らっくる体操」は、痛みの改善や予防を保証するものではありません。既往症のある方、痛みのある場合は、医師から運動の許可を得て行ってください。また、立って行うのが難しい方は、壁やテーブルで身体を支えて行ったり、座って行えるものだけでも大丈夫です。

「らっくる体操」基本編

では、まず基本編から行ってみましょう！

基本編は次のように8種類あります。かかる時間は全部で2分8秒。肩甲骨、首、肩、下半身など、現代生活で固まりやすい場所を集中的にカバーしています。

1 足首らっくる

2 膝らっくる

3 腰らっくる

4　股関節らっくる

5　全身らっくる

6　肩らっくる

7　肩甲骨らっくる

8　首らっくる

以下の5つのルールを心がけて行ってください。

らっくる体操
基本編
5つのルール

①脱力したままリラックスして行う
②ゆったり自然に呼吸を続ける（止めないこと）
③慣れてきたらだんだん大きく回す
④痛みや違和感があるときはやらない
⑤なるべく毎日続ける（1日に何回やってもOK）

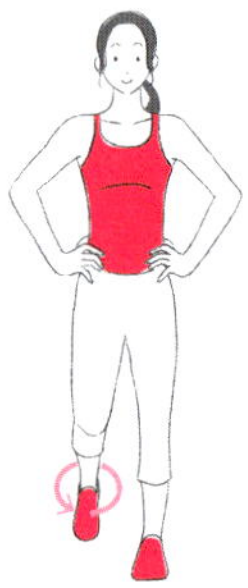

1 足首らっくる

現代人は足首が硬くなっている人が本当に多いです。本来柔らかいはずの子どもでも硬くなってきています。ここが固まっているとつまずいたり、転びやすくなったりします。それから全身にも影響を及ぼします。足元の土台が崩れると、その上にある膝、股関節、腰などで痛みを引き起こす可能性があります。だから足首を回して柔らかくすることは、簡単な運動ではありますが、非常に大事です。

この体操はいつでもどこでもできます。たとえばコピーを取っている間とか、信号待ちの間などに、サッと行うことが可能です。「気づいたらやっている」ぐらいの習慣になるとグッドです。

らっくるポイント

足の指に力を入れず、リラックスして回しましょう。力を抜いたつもりでも、まだまだ力が入っていることが多いので注意です。

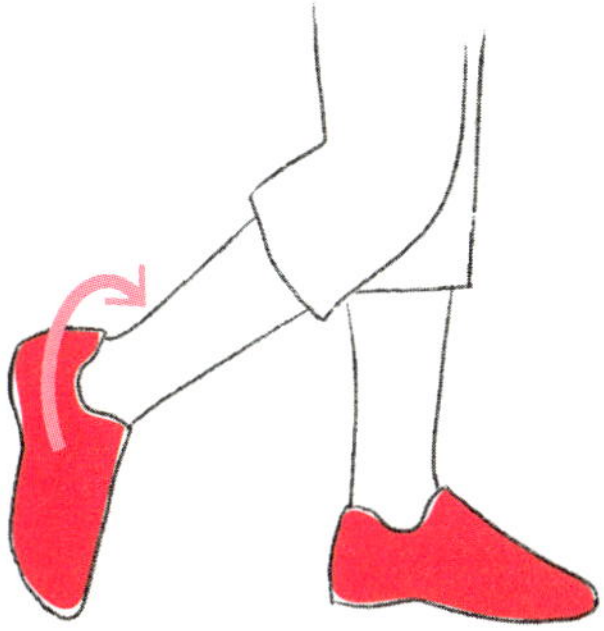

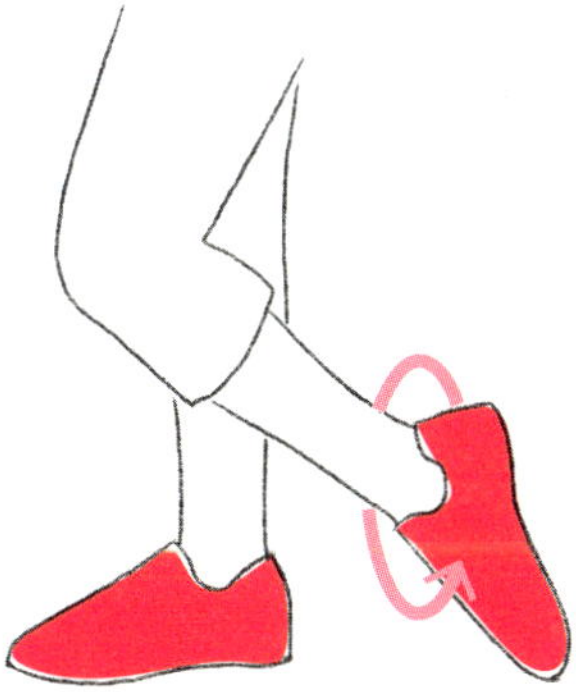

足首らっくる

右足を一歩引いて、軽くつま先を立てて力を抜きます。右足のつま先はチョンと軽く地面につけるぐらいでOK。そのままやさしく回します。

左右8回ずつ（16秒）

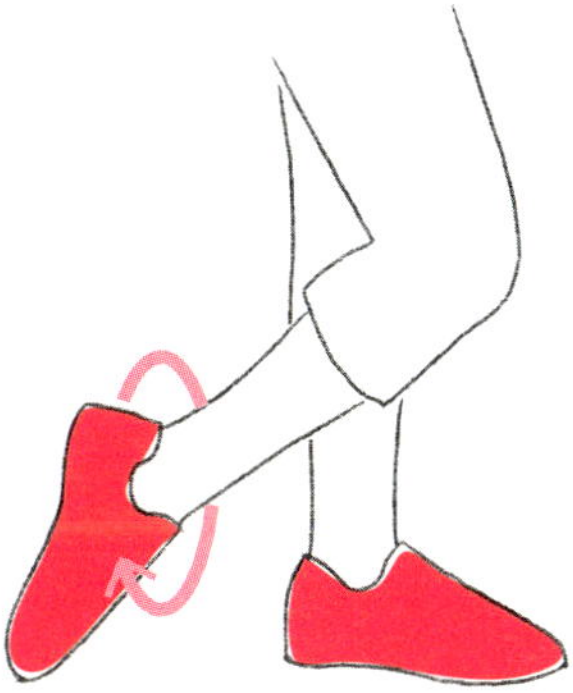

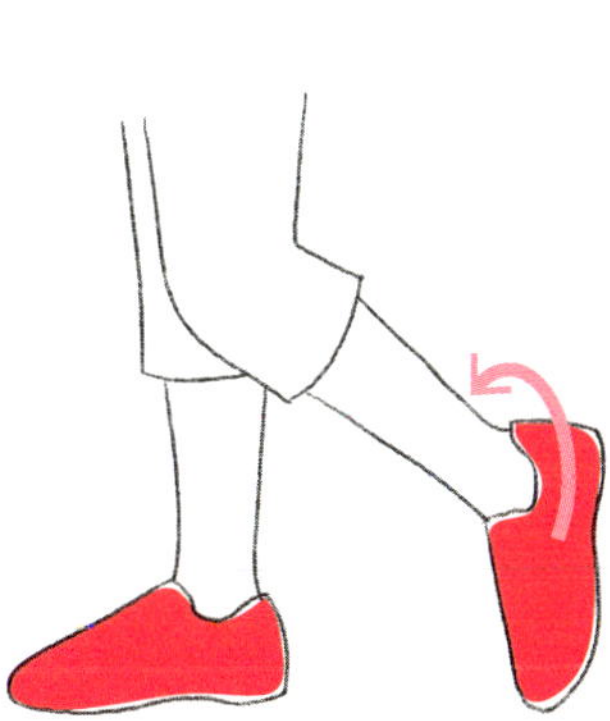

左右の足を替える

足首らっくるの
動画はコチラ

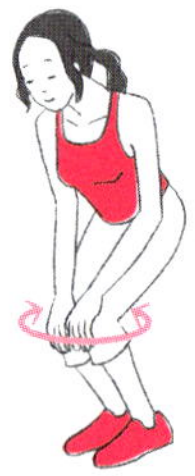

2 膝らっくる

「膝が痛い」という中高年の方は多いです。

痛みのある人はもちろん動かさないのですが、そうでない人も現代の歩かない、座りっぱなしの生活によって、膝周辺の筋肉がだんだんこわばってしまい、血流も悪くなっていきます。その結果、膝の曲げ伸ばしがスムーズにいかなくなったり、痛みが出る原因となることもあり、ますます動かさなくなるという悪循環を招きます。

普段から膝の関節を動かすことで、こわばっていた筋肉をほぐし、関節を柔軟にする効果があります。また、血流もよくなって、栄養分も届くようになります。痛みのある人は痛みが出ない範囲の、浅い角度で回しましょう。

らっくるポイント

両膝をそろえて手を添え、軽く回します。勢いにまかせてくるくる回すのではなく、ゆっくり、なるべく大きな円を描くつもりで回しましょう。

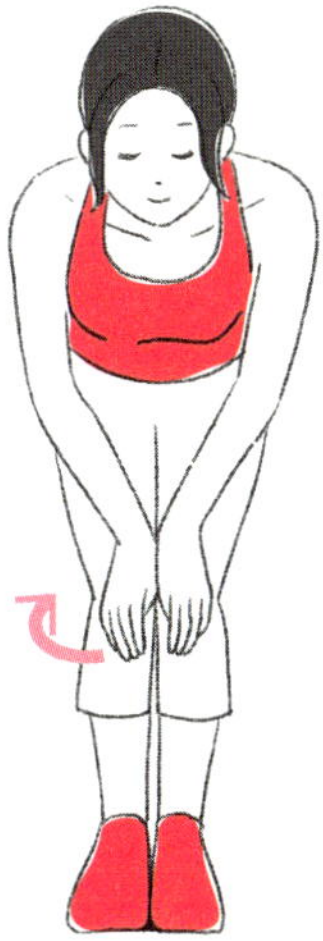

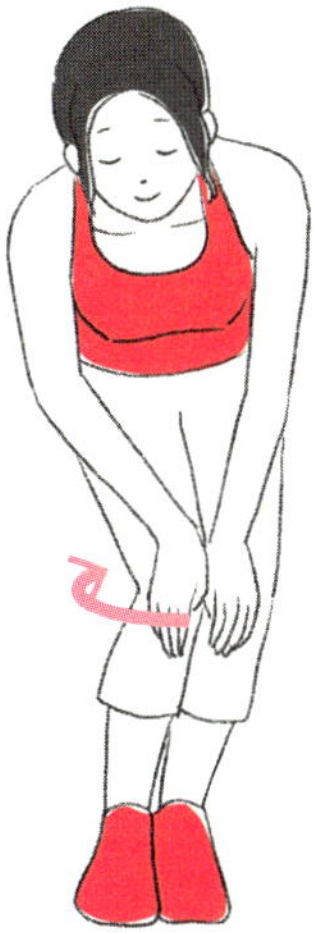

膝らっくる

両手を膝に乗せて軽く膝を曲げ、両膝一緒にくるくる回す
左右4回ずつ（16秒）

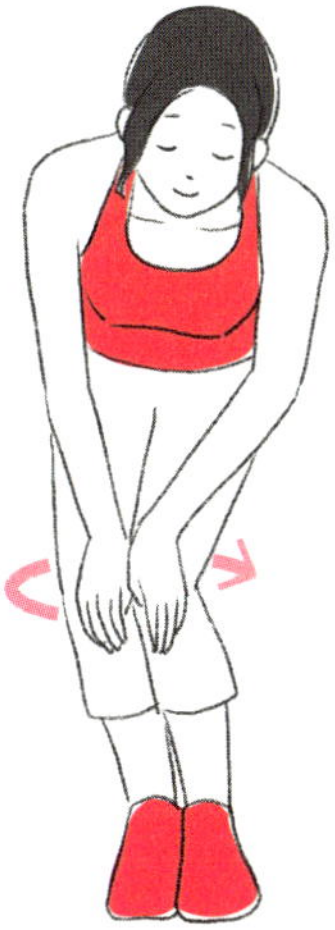

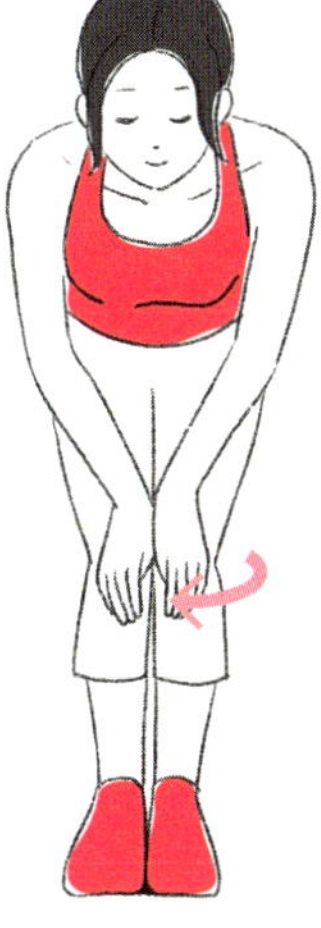

膝らっくるの
動画はコチラ

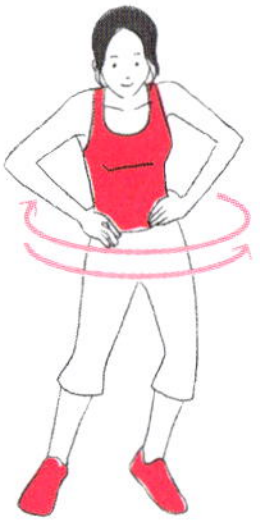

3 腰らっくる

現代人はほとんどの方がお腹の筋肉（とくに深部）が弱っています。その結果、自動的に腰まわりの筋肉が突っ張っています。また慢性の腰痛や肩凝りのある人、猫背の人も腰が張りがちです。

これを簡単な方法で解消していくためには、腰を回すことが一番手っ取り早いです。腰の筋肉や筋膜が緩むので、血流がよくなり、腰がラクになります。また、腰を回すことで、肩甲骨や首、背中まわり、お尻など、体幹全体をほぐすことにもつながります。

らっくるポイント

右回り、左回りと順に回してみると、「こちらのほうが回しづらい」ということがあるかもしれません。これは簡単に言えば、骨盤のゆがみや筋肉のアンバランスによるものです。その場合は、回すのが苦手なほうを多めに回しましょう。

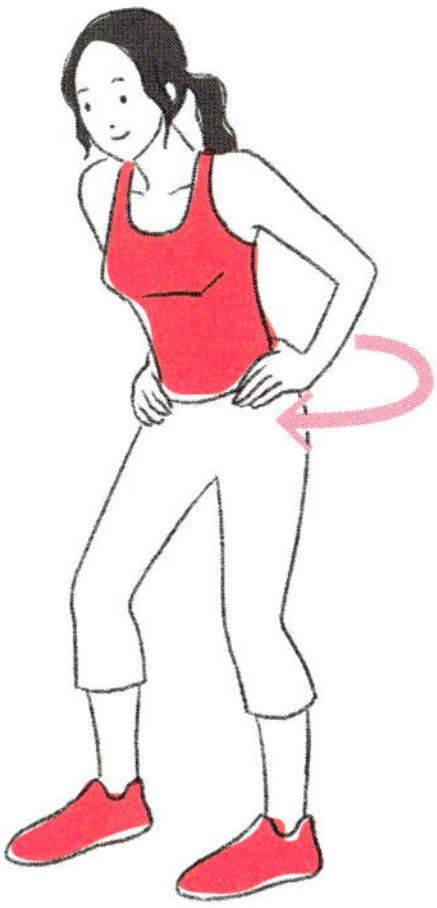

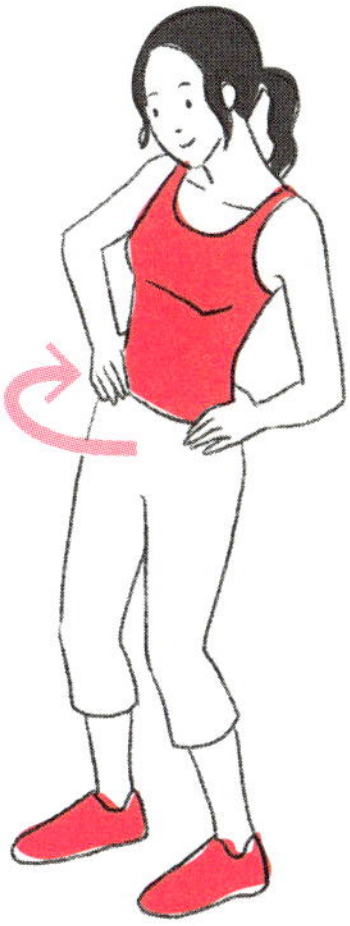

腰らっくる

手を腰に置いてやさしく動く範囲で回す。反対方向にも回す

左右4回ずつ（16秒）

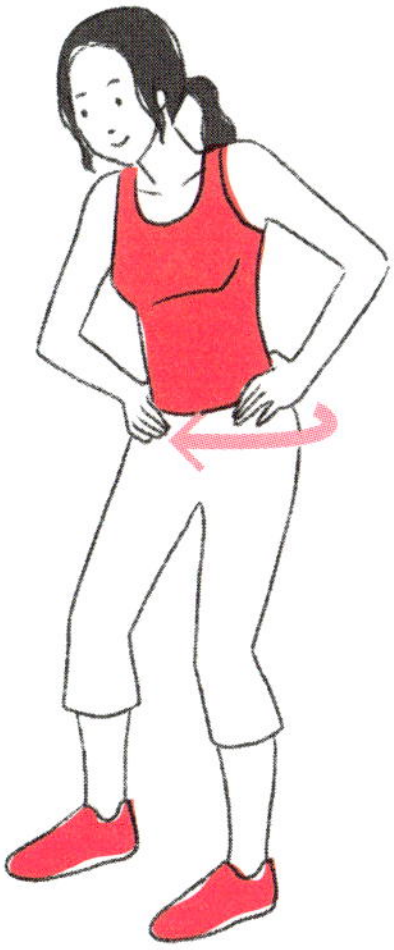

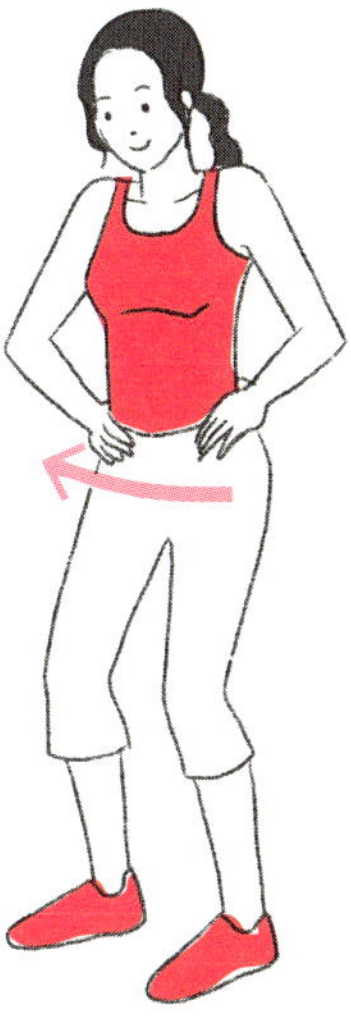

腰らっくるの
動画はコチラ

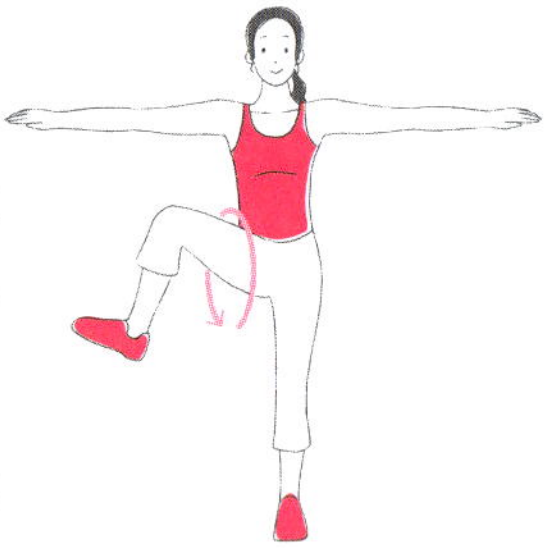

4 股関節らっくる

股関節は身体の奥のほうにあって、他の関節とちょっと構造が違います。本来、しっかり動く関節ですが、年齢とともに、股関節のまわりの腰や足、お尻の筋肉が固まってきて、可動範囲が狭まってしまいます。

また、大腿骨（太ももの骨）の骨頭が骨盤（寛骨臼）に正しくはまっているべきものが、ずれたり、緩みすぎたりということも起こります。

回すことで、股関節に付着している、お尻、腰、太ももの筋肉が緩んで、正しいポジションに近づきます。筋肉、筋膜由来の膝や腰の痛みも続けるうちに軽減していきます。

らっくるポイント

痛くない範囲で膝を曲げて、なるべく足を高く、バランスを取って回しましょう。これも人によっては、「やりづらいほう」と「やりやすいほう」があるかもしれません。「やりづらいほう」を多めに行うといいでしょう。

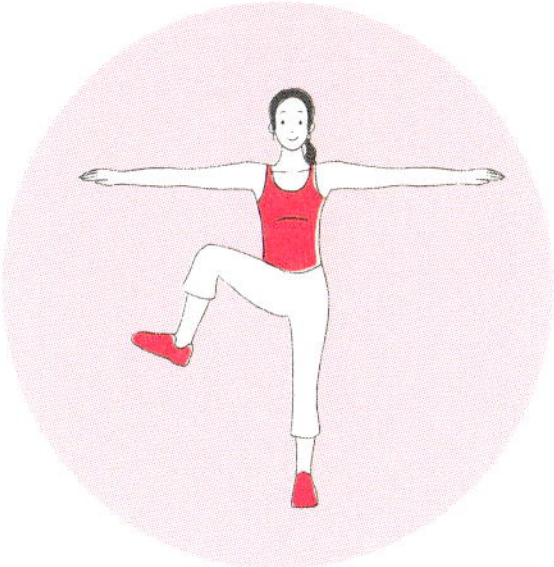

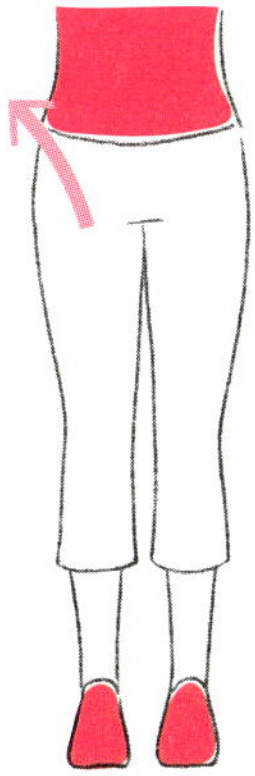

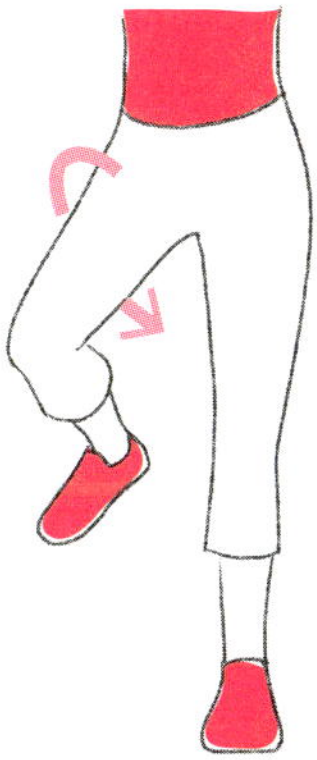

股関節らっくる

両手を広げてバランスを取りながら交互に内側から外側に回す

※バランスを崩しそうであれば、何かにつかまりながら行ってください

左右交互に4回ずつ（16秒）

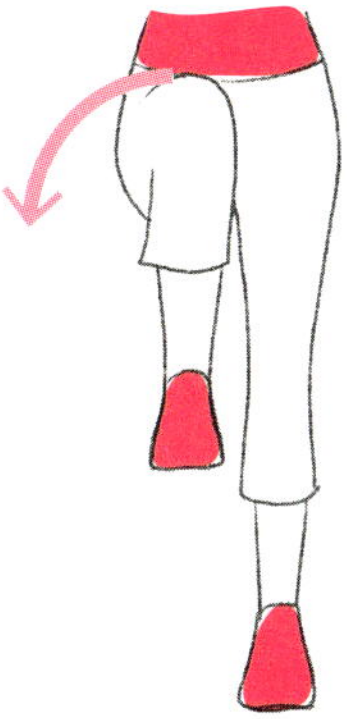

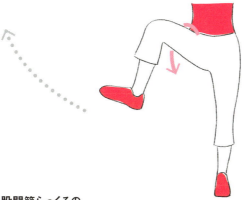

股関節らっくるの動画はコチラ

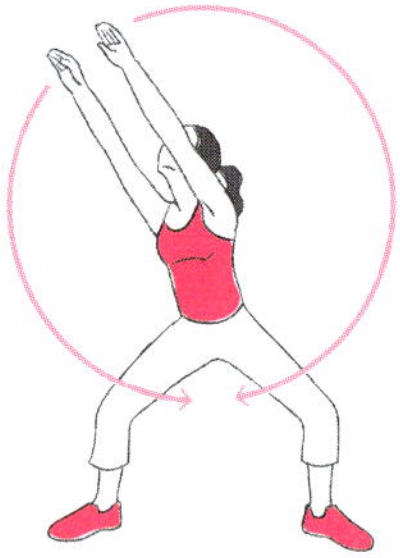

5 全身らっくる

ラジオ体操にもある動きです。基本の「らっくる体操」の中でもおすすめしたい運動です。なぜかというと動員する筋肉・関節が最も多い動きだからです。同じ時間、運動をするにしても、いろいろな筋肉や関節を使ったほうが効果は高いのです。この全身らっくるは、お尻にも腰にも背中にも首にもすべて効果がある〝お得感〟満載の運動です。冬場などはこれをやるだけで身体がポカポカしてくるのがわかります。

「時間がなくて1つしかできない」というときは、この「全身らっくる」をするといいと思います。

らっくるポイント

できる範囲、気持ちよく回せる範囲でなるべく大きく、円を描きましょう。最初は大きく回せなくても、続けるうちに可動範囲が広くなっていきます。

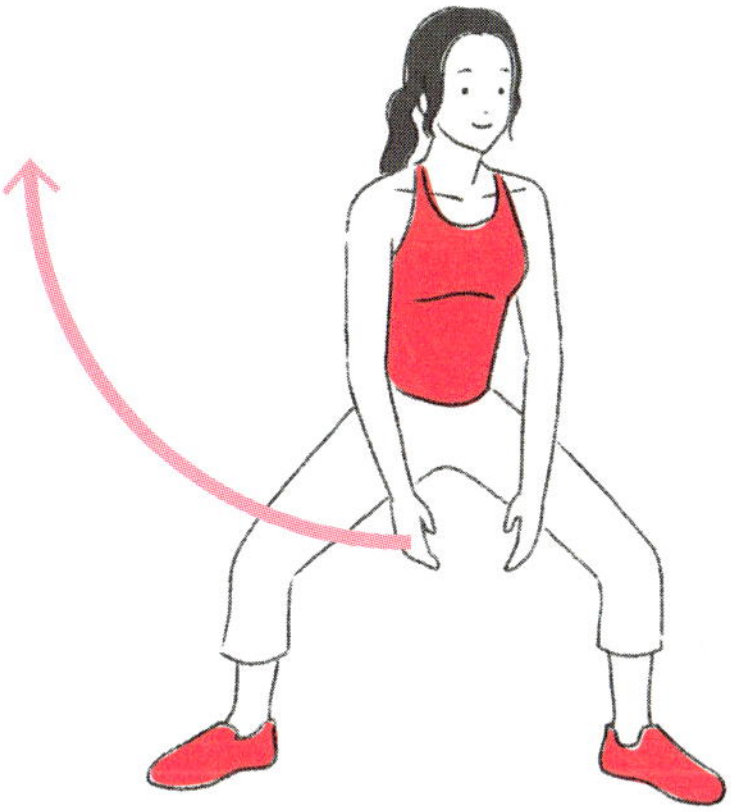

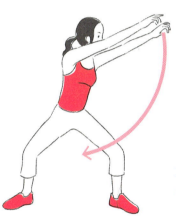

全身らっくる

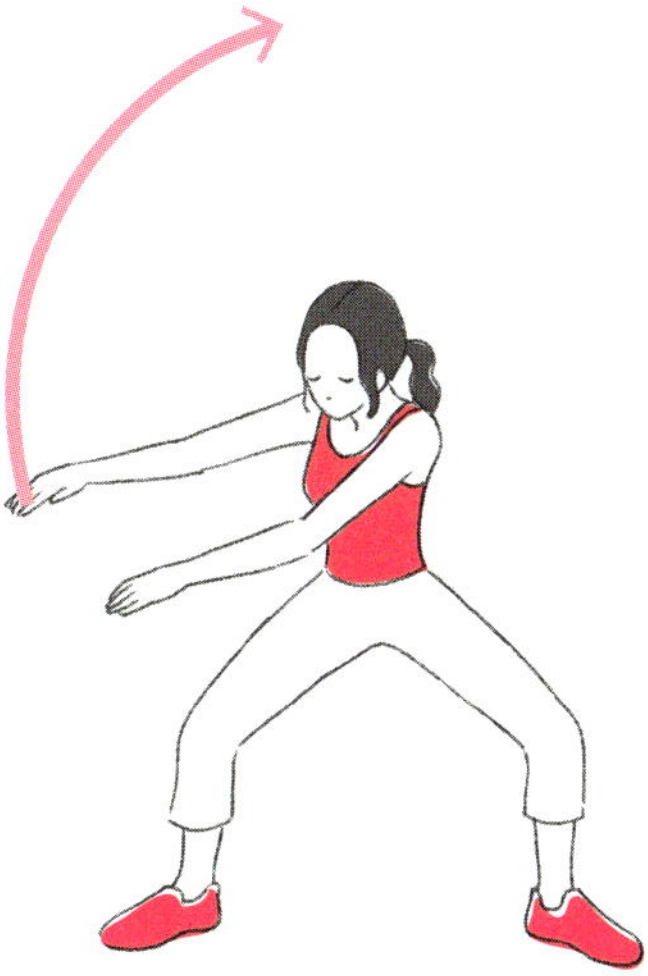

足を大きく開いて左右交互に、両手を大きく伸ばしながら身体全体を使って大きく回す

左右交互に2回ずつ（16秒）

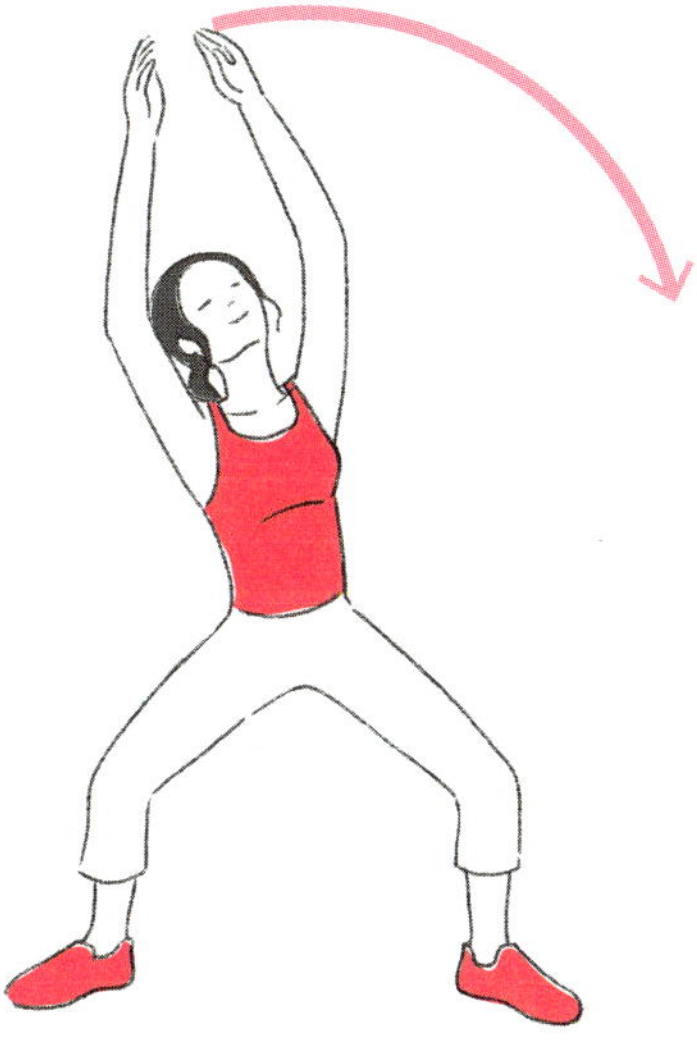

全身らっくるの動画はコチラ

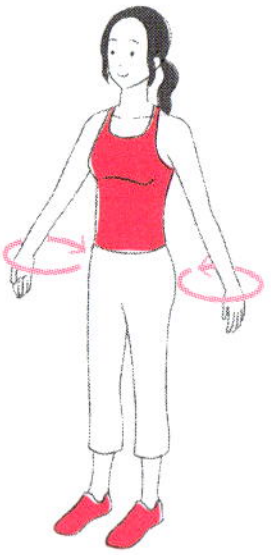

6 肩らっくる

四十肩、五十肩で悩んでいる人は多いと思いますが、そういう人にぜひともおすすめしたい体操です。続けるほどに肩がラクになっていきます。

四十肩、五十肩の正式名称は「肩関節周囲炎」。要は肩のまわりに炎症が起こって筋肉がこわばっている状態です。動かすと痛いのですが、動かさないとかえって回復が遅くなるという困った矛盾があるのです。しかし、この体操なら、四十肩の人でも痛みを感じることが少なく、肩まわりをしっかりほぐすことができます。

逆に、この体操で痛みを感じるようであれば、医療機関での治療をおすすめします。

らっくるポイント

とにかく脱力して行うこと。痛みのある人は、痛くない範囲で行いましょう。小さく回しても筋肉を緩める効果はちゃんとあります。

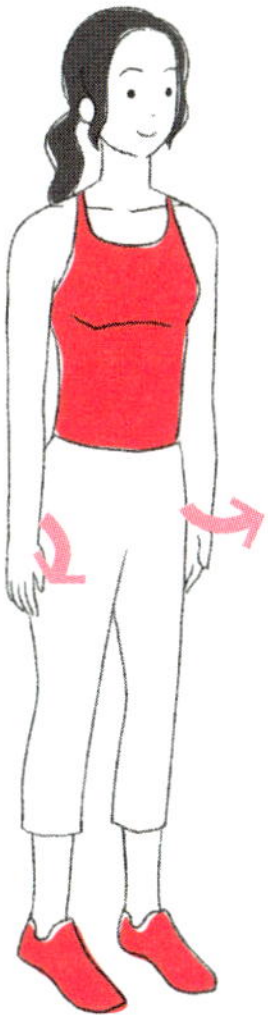

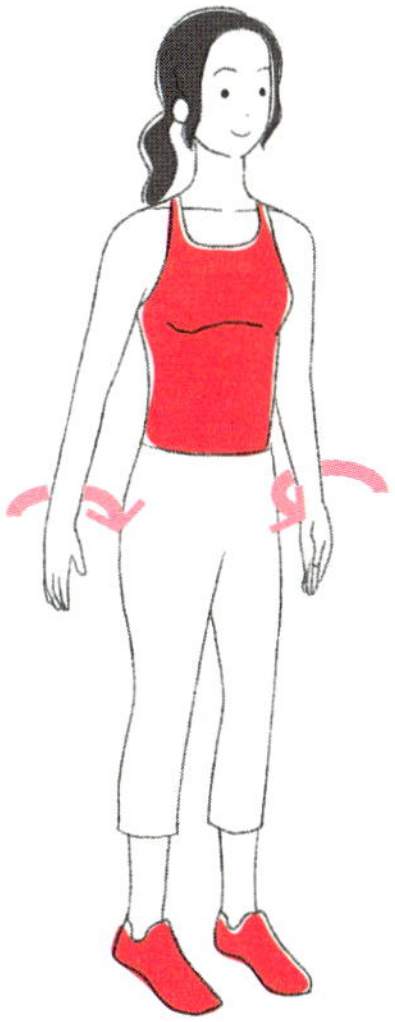

肩らっくる

肩と腕をだらんと下げて脱力し、腕の力を使わずやさしく回す

左右同時に16回(16秒)

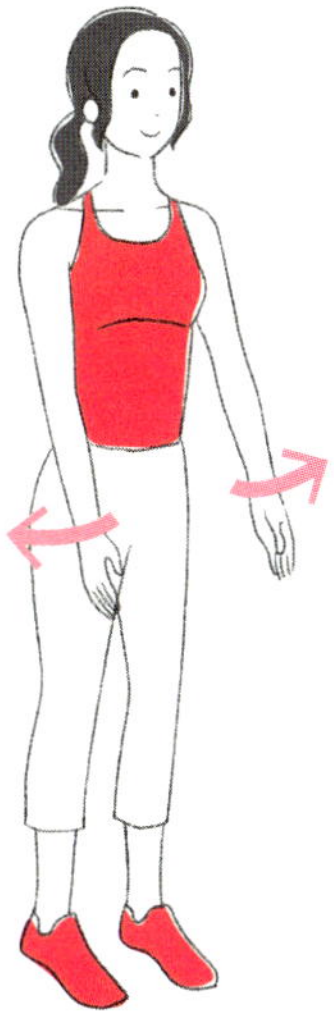

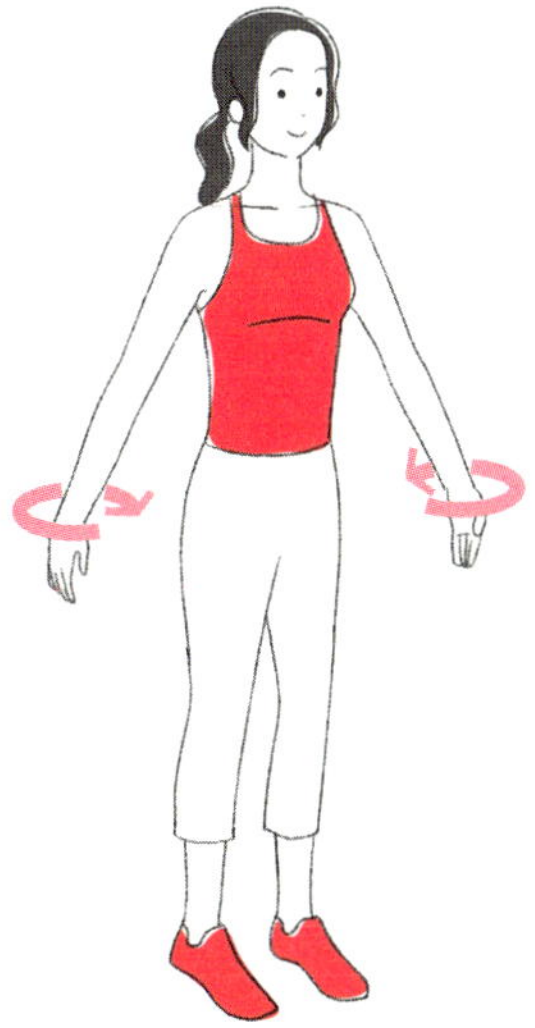

肩らっくるの
動画はコチラ

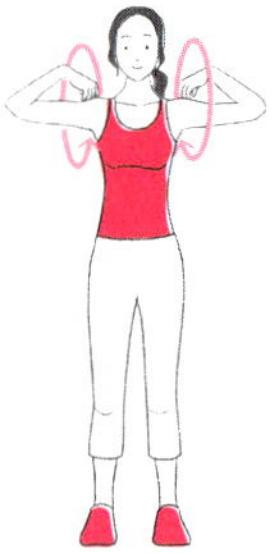

7

肩甲骨らっくる

現代人は多くの人が肩甲骨のまわりが固まっています。とくにパソコンを使う人はかなりここが凝っているはずです。

ところが、肩甲骨はなかなか動かす機会がありません。

「肩甲骨らっくる」でしっかり動かし、凝りをほぐしましょう。

首や肩はリラックスして、肩甲骨を意識してしっかり動かすというイメージで行いましょう。

らっくるポイント

肩を回すのではなく、肘で大きな円を描くように行います。肩甲骨周辺が固まっている場合は、最初は肩より上に挙がらないこともありますが、慣れてくると大きく回せます。

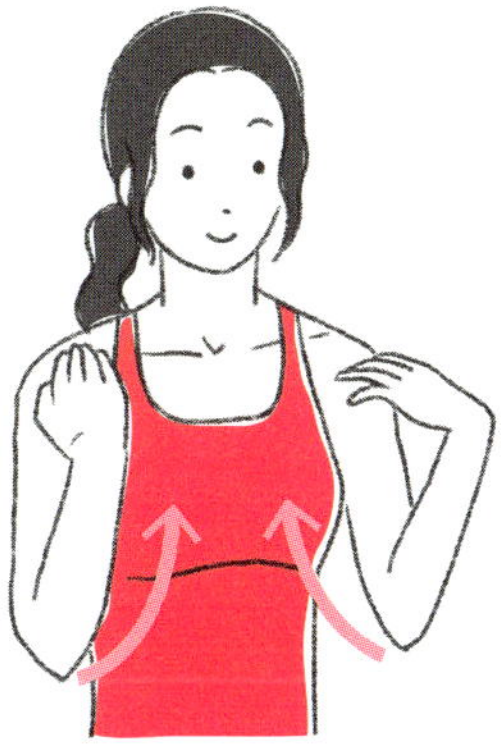

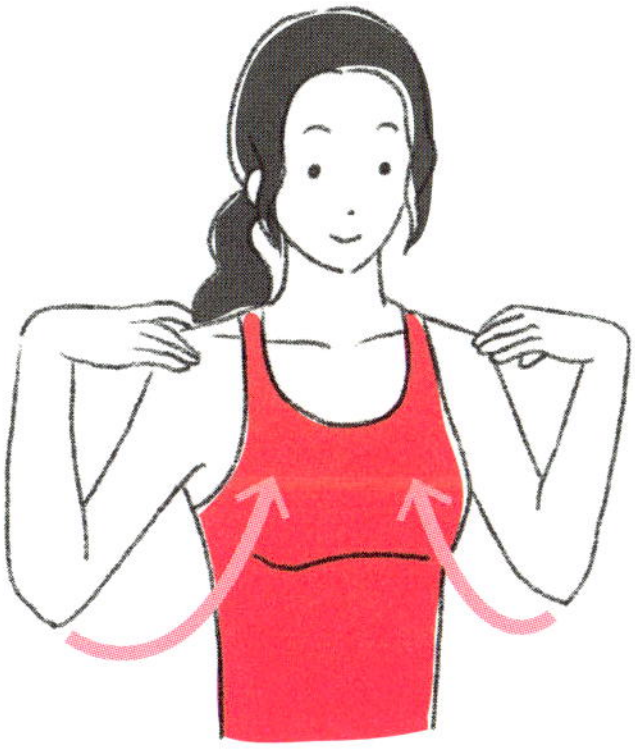

肩甲骨らっくる

肩に手を軽く乗せて肘で大きく円を描くように内側から外側に回す

左右同時に8回（16秒）

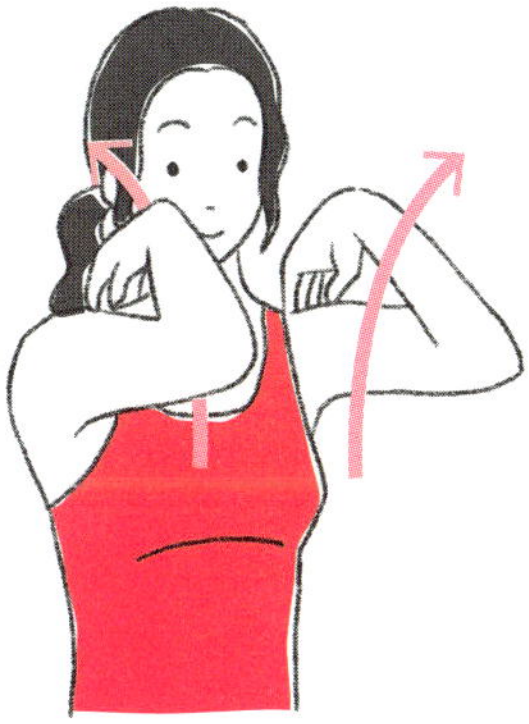

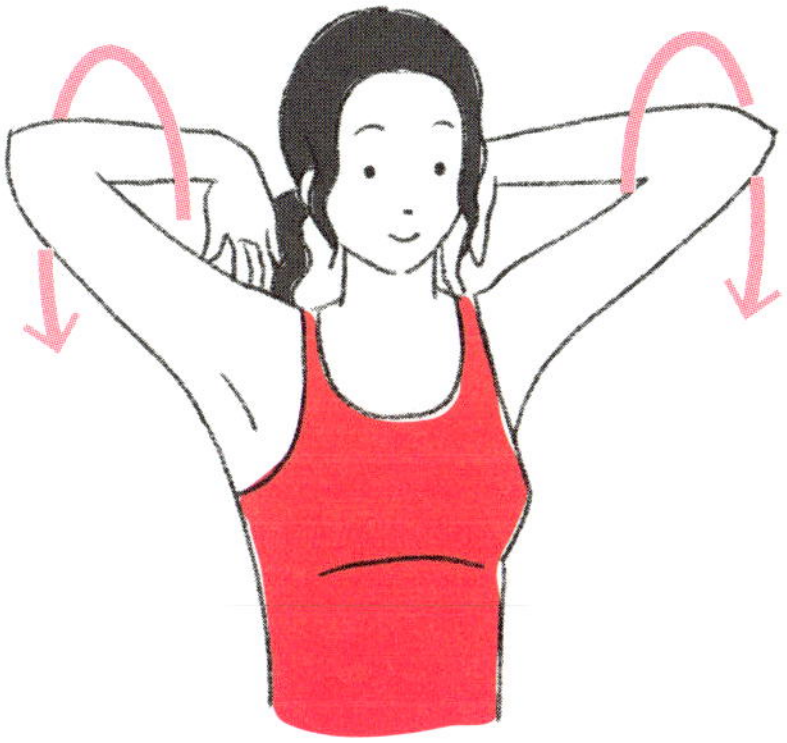

肩甲骨らっくるの
動画はコチラ

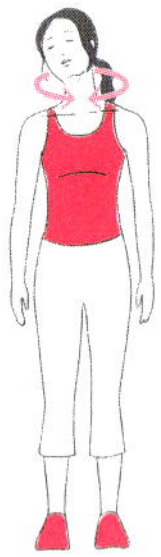

8 首らっくる

頭にはかなり重量があり、成人で約5キロもあるとされています。当然、これを支える首には相当の負担がかかります。

首には頸椎（首の骨）があり、適度にカーブしています。ところが猫背やパソコン画面を長時間見る姿勢を続けていると、首や肩の筋肉がこわばって肩凝りを起こします。そうなると、「ストレートネック」と言って、首が前方に出てしまい、さらに首に負担がかかるようになります。これが頭痛やさらなる身体の不調の原因になるのです。

首はとてもデリケートで疲れやすい部位です。「首らっくる」をこまめに行うことで、筋肉を緩めてあげましょう。

らっくるポイント

首は大事な神経が通っているデリケートな部位です。乱暴に行わず、前はゆっくり、後ろは浅く、軽く回すように心がけましょう。口を半開きに、顔を緩めて行うとさらに効果的です。

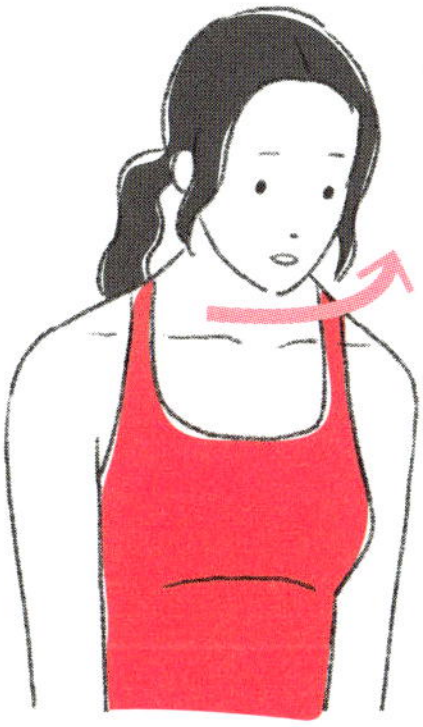

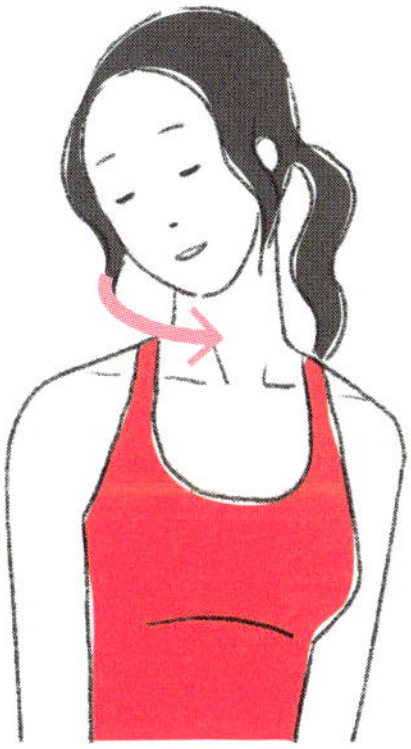

首らっくる

脱力したまま、内側から外側に4秒かけてゆっくり回す。前側は深く、後ろは軽く浅めに回す

1回4秒で左右2回ずつ（16秒）

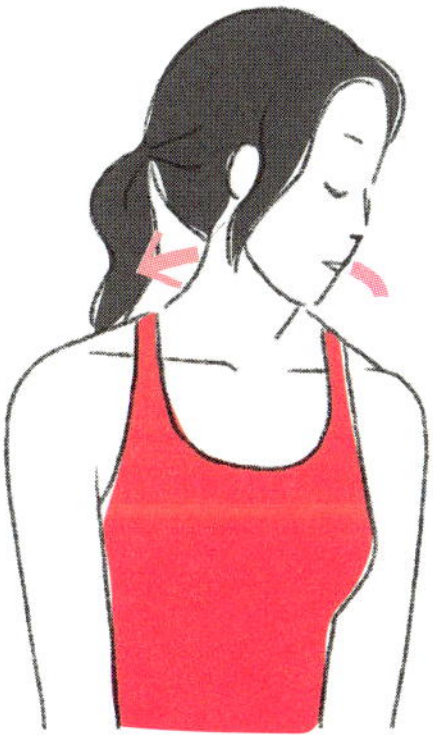

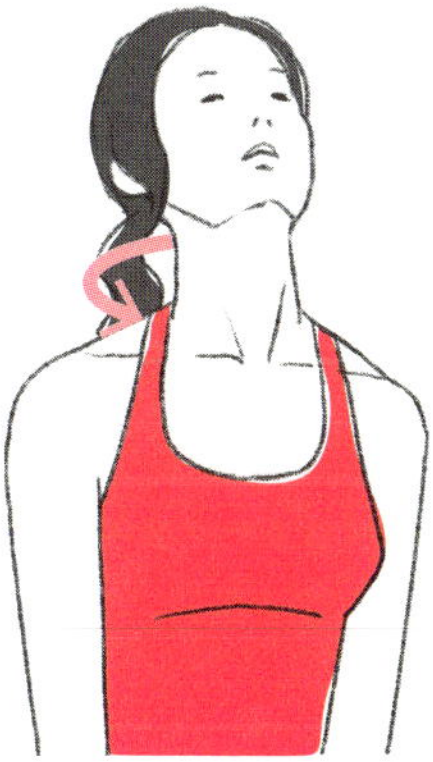

首らっくるの
動画はコチラ

「らっくる体操」上級編

次は上級編です。基本編の場合は、シンプルに身体をほぐして、気持ちよく軽やかにすることを優先していますが、こちらの上級編は、全身の筋肉に適度な刺激が入るように、少し負荷を高くし、動きもやや複雑にすることで、筋力強化やダイエット効果にもつながるように考えています。

また上級編は、基本編でほぐした身体を安定させるという狙いもあります。姿勢を保ったまま動かすことで、身体を痛める原因になりやすい、振り返るとか、高いところのものを取るなどの日常生活のさまざまな動作が、無意識に行いやすくなります。

４つだけの体操ではありますが、全身のいろいろな筋肉や関節をしっかり網羅して考えています。バランス、体幹、上半身、下半身を鍛えるなど、ちょっと欲張った運動となっています。

無理は禁物ですが、誰でも徐々に慣れていけば、上手に実践できるようになる体操ですから、ぜひ積極的に取り組んでみてくださいね。

9　上級・股関節らっくる
10　上級・全身らっくる
11　上級・肩らっくる
12　上級・肩甲骨らっくる

こちらも以下のルールを心がけて行ってください。

らっくる体操
上級編
5つのルール

①正しい姿勢で行う
②呼吸は丁寧に行う
③使っている筋肉を意識して行う
④おへそ回りにしっかり力を入れて、下腹を安定させた状態で行う
⑤疲れているときは無理をしない

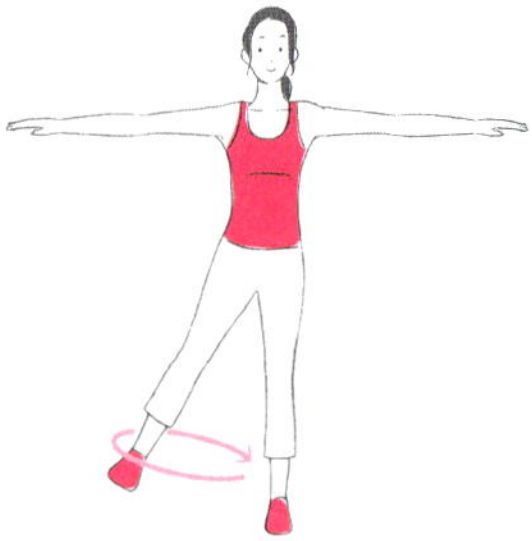

9

上級

股関節らっくる

背中、お腹、お尻など、「姿勢を保つ筋肉」をしっかり使う運動です。

この体操は片足で立ちますが、これだけでもお尻の筋肉に刺激が入ります。さらに片足を回すことで股関節周辺の筋肉も動員しますから、ヒップアップ効果が期待できます。

また、この体操は片足で立って足を回すという、不安定な姿勢を取ります。この動きがまっすぐ立とうとする筋肉を鍛え、結果として姿勢がよくなります。

らっくるポイント

立っているほう、回すほう、どちらの足も膝を曲げないで、しっかり伸ばして行います。膝を伸ばすことで太ももの筋肉をしっかり使うことができます。

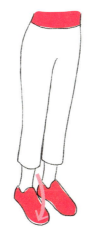

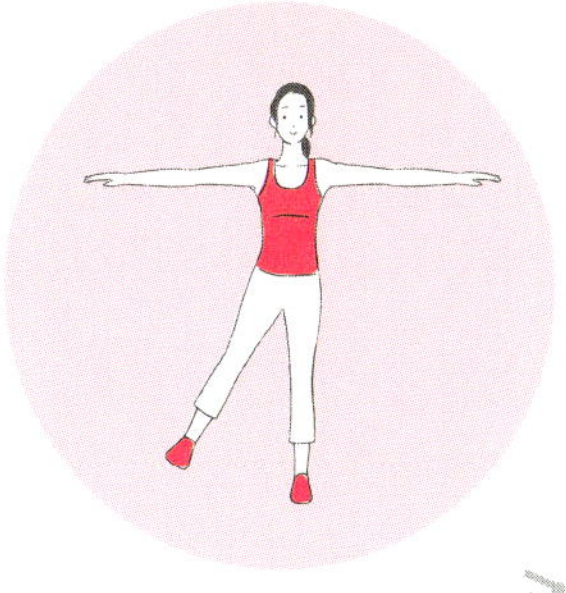

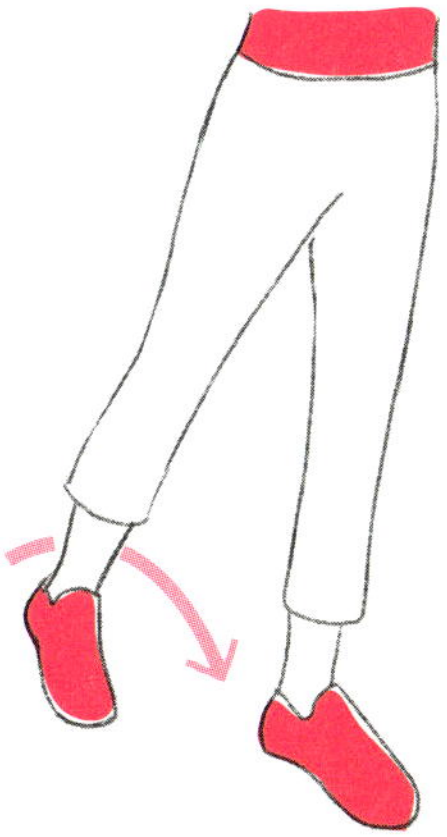

上級

股関節 らっくる

両手を広げてバランスを取りながら、4周ずつ足を大きく回す

左右4回ずつ（16秒）

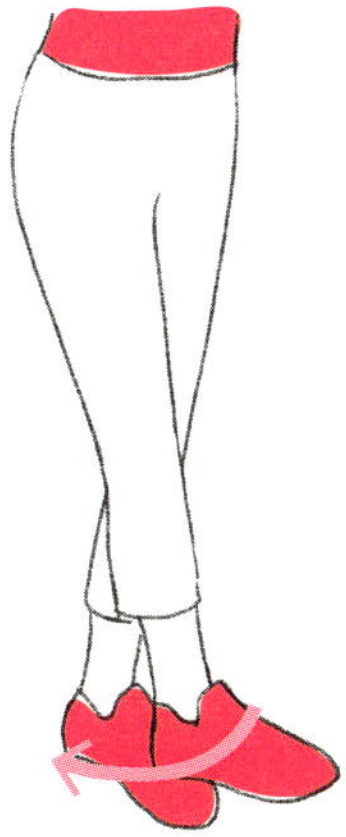

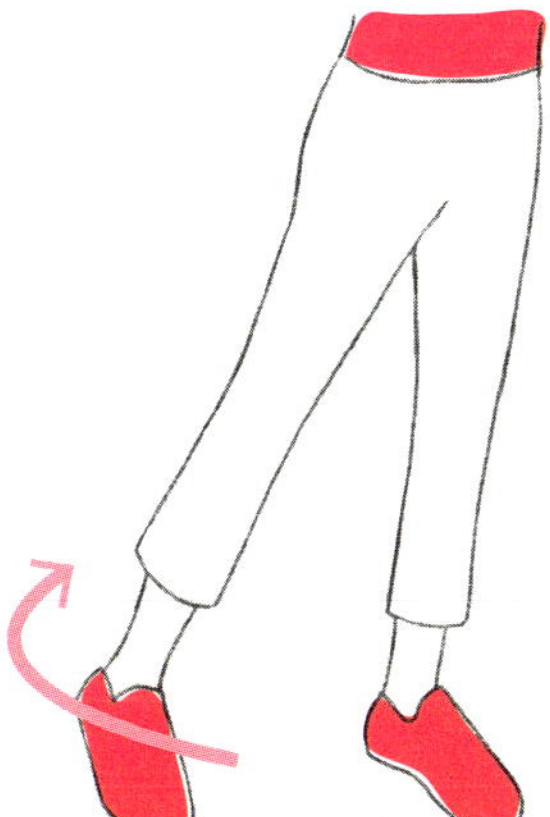

上級・股関節らっくるの動画はコチラ

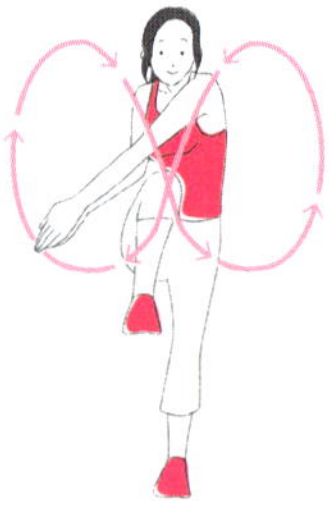

10

上級

全身らっくる

ひねりの動作を加えることで、これまでの体操では使わなかった筋肉を鍛えることができる運動です。腹筋、太ももをはじめ、背中、腕など、全身を使います。

他の体操では姿勢を保つために体幹を安定させたまま行いますが、この体操ではしっかり動かして使うことで腹筋を鍛えます。とくにお腹の斜めに走っている筋肉を使いますから、ウエストまわりの引き締めになります。

さらに股関節まわりの筋肉を鍛えることで、歩幅を広くし、つまずきの防止になります。

らっくるポイント

背中を軽く丸めながら、肘を伸ばして両手で大きく8の字を描きます。膝はできる範囲でなるべく高く上げましょう。

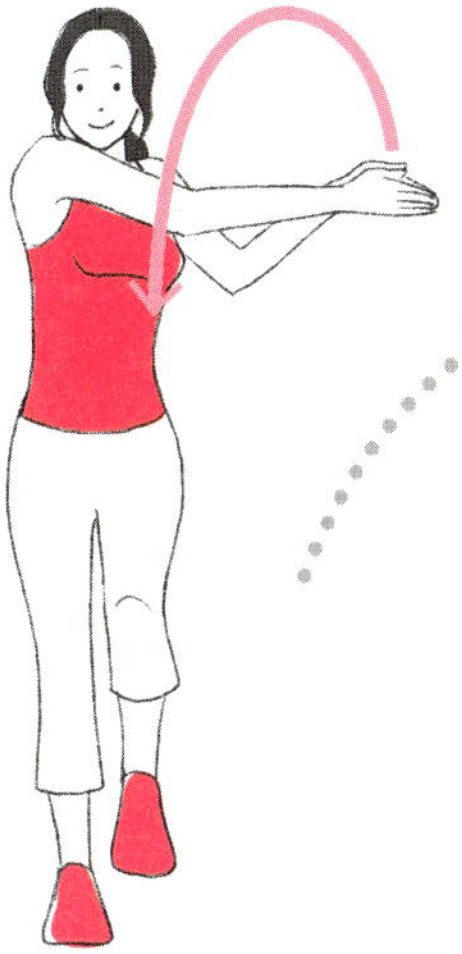

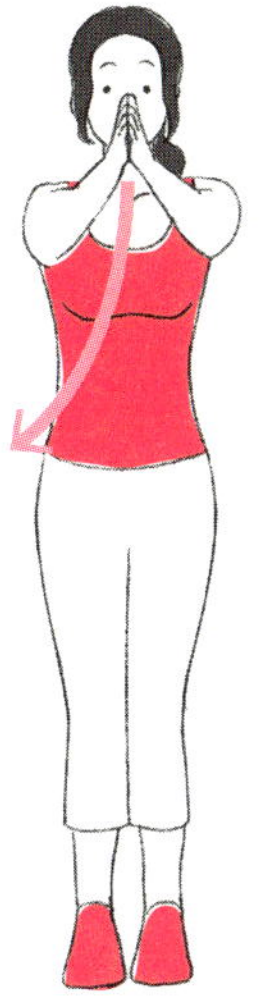

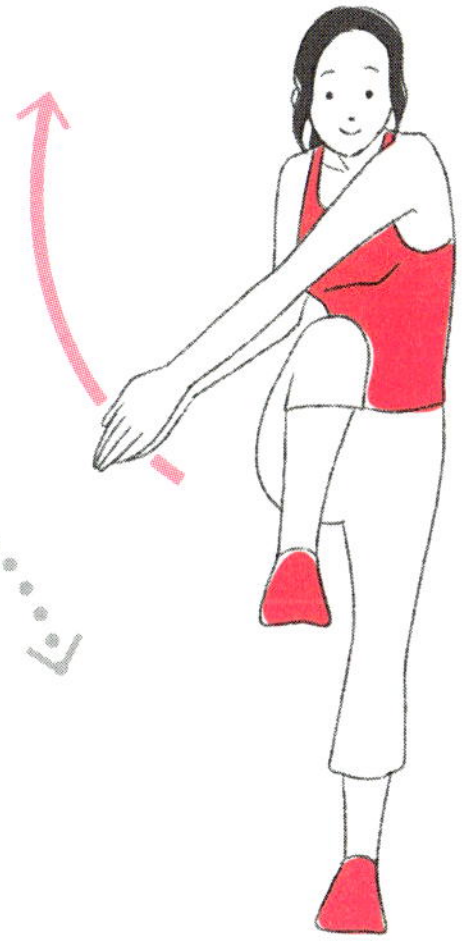

上級

全身らっくる

両手で8の字を描きながら、膝を上げる。手は大きくゆっくり回す

4回（16秒）

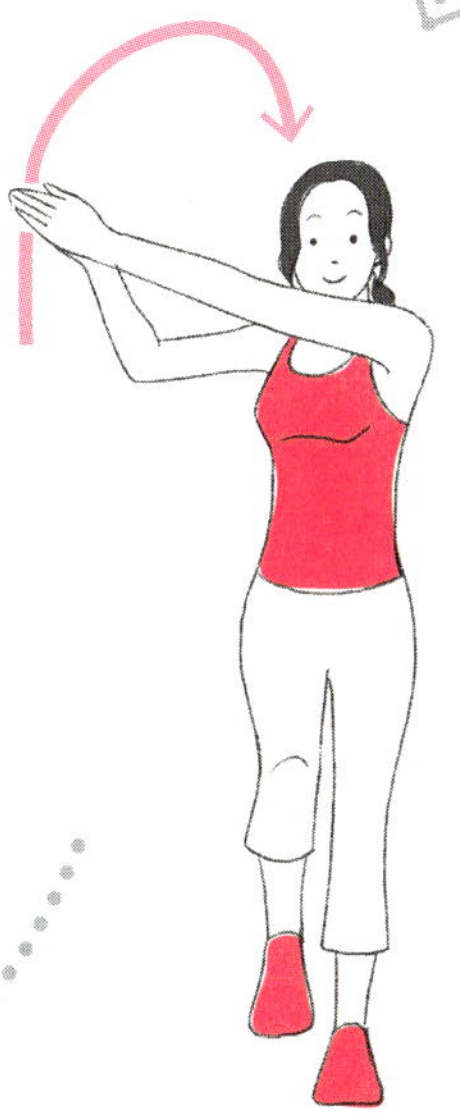

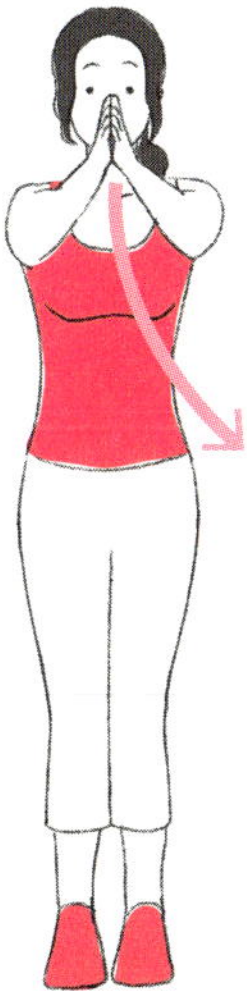

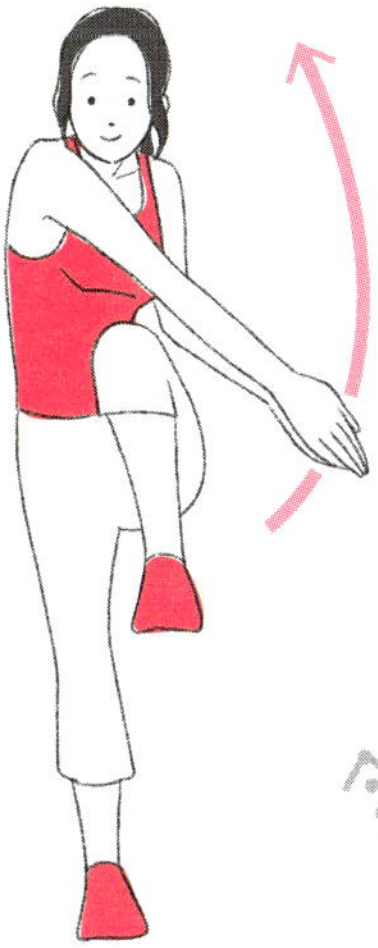

上級・全身らっくるの動画はコチラ

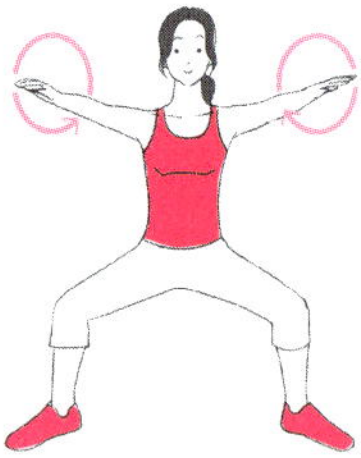

11 上級 肩らっくる

太もも、お腹、肩、背中、全身の大事な筋肉を同時にトレーニングできる体操です。

この体操では「股割り」をします。まずこの体勢を取るだけで、かなりの運動効果があります。ひとつには太ももの内側の筋肉が弱っていて硬くなっている人が多いのですが、これを柔軟にして鍛えることができます。さらにまっすぐ胴体を落としますが、これは体幹がしっかりしていないとまっすぐ落とせないのです。だから自然と体幹が鍛えられます。

また両手を肩の高さに上げて回すことで、手でバランスを取る練習になります。転びやすい人は、ぜひこの体操を重点的に行ってください。

らっくるポイント

「股割り」の姿勢を取ったときに、つま先と膝が外側を向くようにします。太ももの内側が硬い人は、どうしても膝が内側に入ってしまうので注意してください。

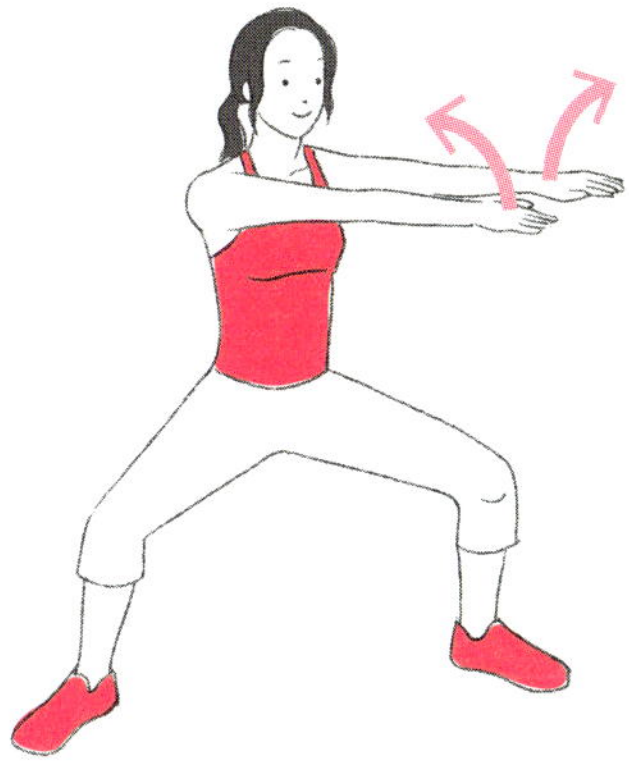

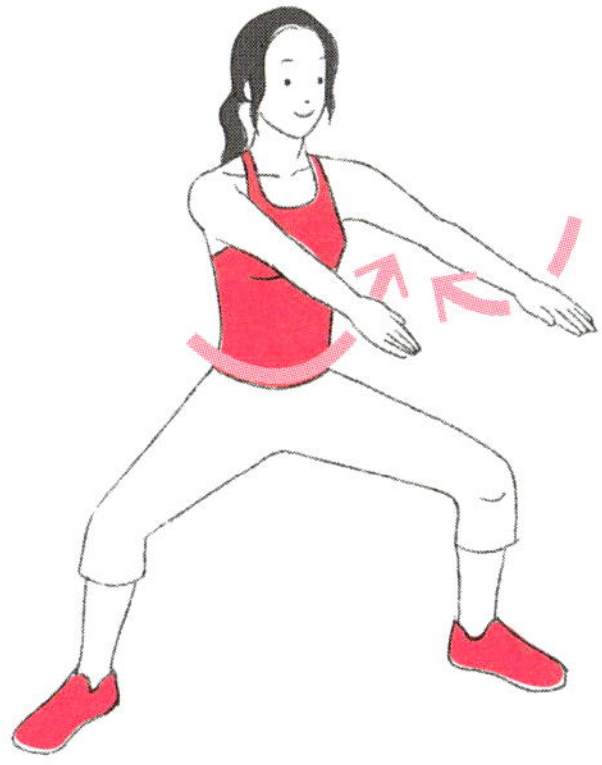

上級

肩らっくる

胸を張って足を横に大きく広げ、スクワットをして、両手を前に出して円を描くように手を軽く回す。小さく回すくらいでOK

左右同時に16回（16秒）

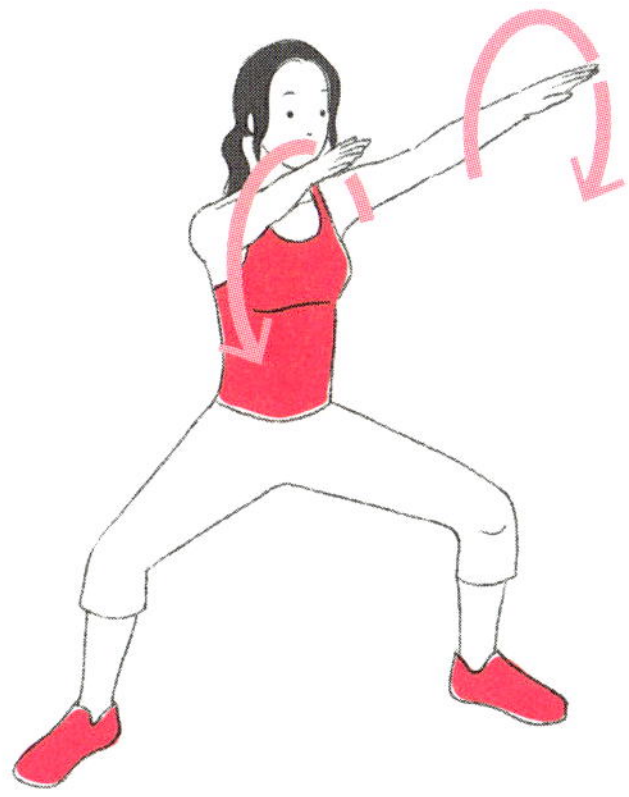

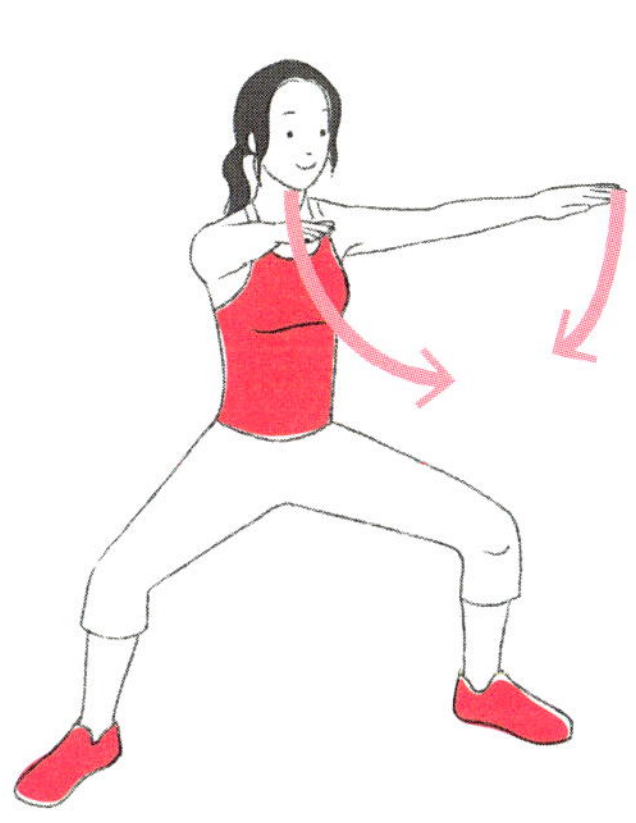

上級・肩らっくるの
動画はコチラ

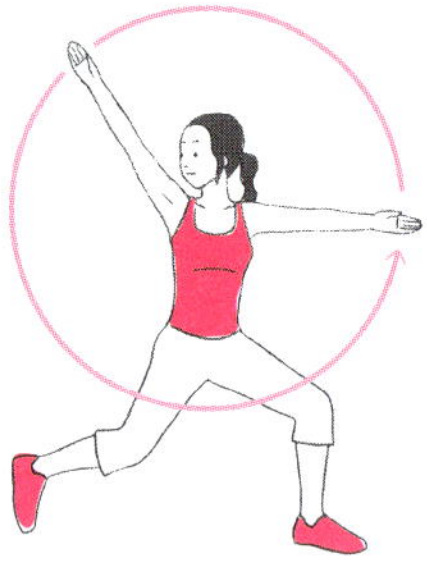

12

上級

肩甲骨らっくる

少し負荷の高い体操ですが、これが体幹を鍛えるために効果を発揮します。

まず足を前後に大きく開きますが、この姿勢を取るだけで、現代人が弱っているお尻、太ももの内側の筋肉を使わざるを得なくなります。さらに背泳ぎをすることで肩甲骨や胸郭・胸椎など、「柔らかく動いてほしい関節」の可動性を上げることができます。固まっているところは柔らかく、動いてほしい場所はしっかり動かすという欲張った体操です。

この体操がスムーズにできるということは、かなりしなやかな身体であり、動ける身体です。60代、70代の方でこの体操がスムーズにできたら自信を持っていただきたいです。

らっくるポイント

肩幅に足を開いてから、大股で一歩足を前に出します。足の幅は大きすぎず、小さくもならないよう、適度に大きく開きます。つま先が外側や内側に入らないようにまっすぐ向けましょう。

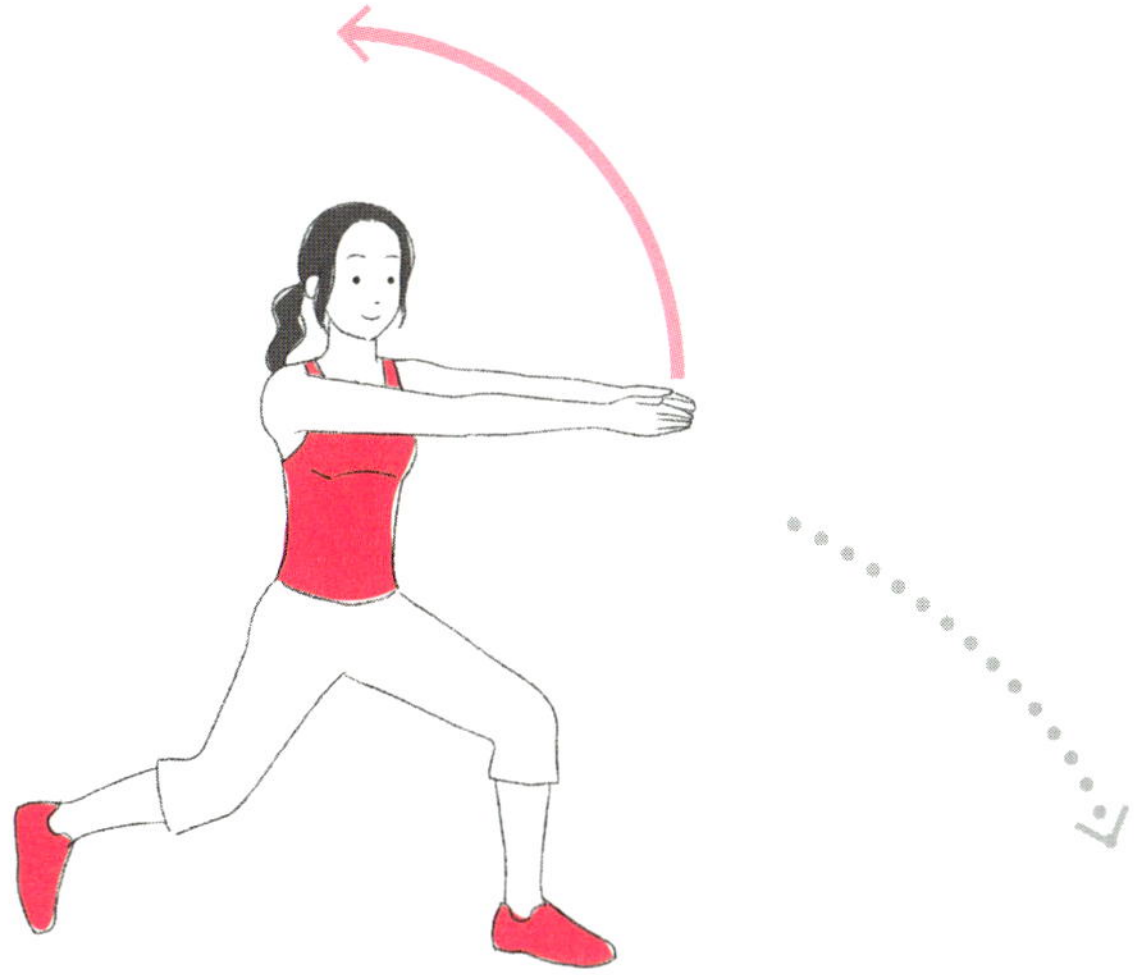

上級

肩甲骨らっくる

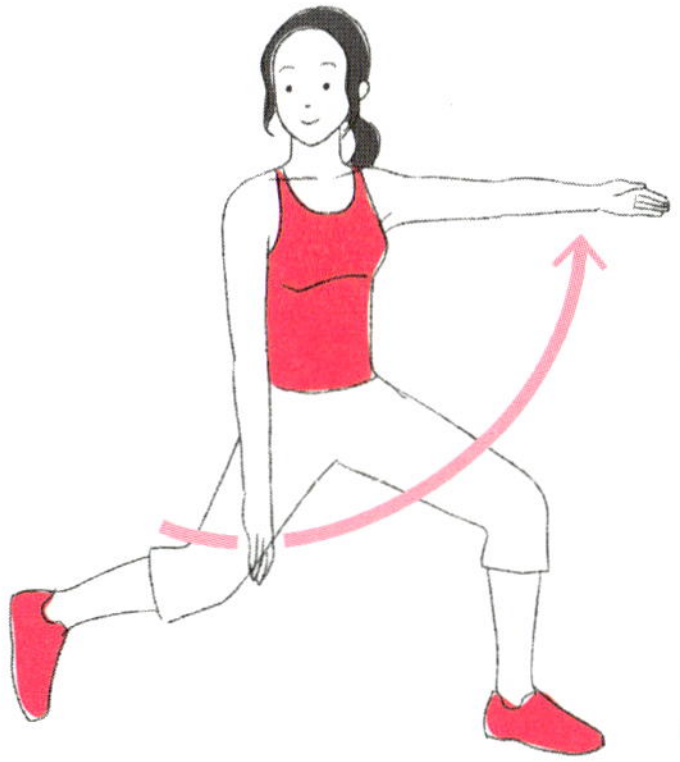

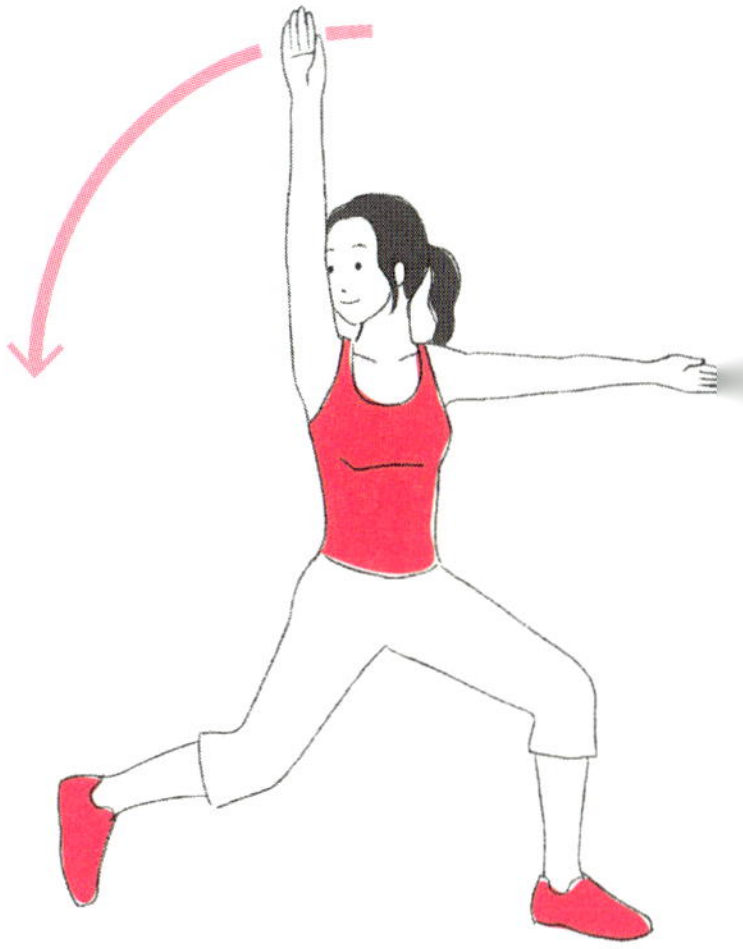

片足を前に出して、バランスを取りながら下半身を安定させ、ゆっくり4秒かけて背泳ぎをする。顔も手を追うように動かす。

1回4秒で左右2回ずつ（16秒）

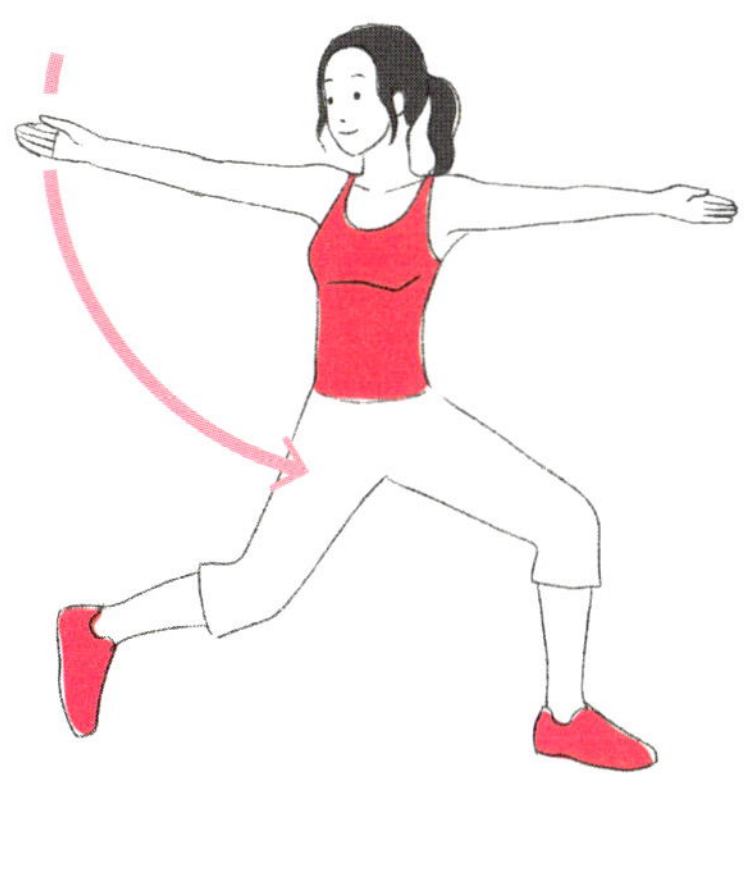

上級・肩甲骨らっくるの動画はコチラ

「らっくる体操」の補足説明

ここまでで「らっくる体操」のやり方は理解していただけたかと思います。ここでは、個別の状況に関することを補足させていただきます。ぜひ参考にしてください。

順番について

「らっくる体操」は順番が大事と言っていますが、たとえば、朝に途中までしかできず、昼に続きからやるということもあるかもしれません。

そういうことでも、もちろんOKです。下（足首）から順にやったほうが「よりよい」「より効果的」というだけで、この順番を必ず守らなければいけないというわけではありません。

もちろんピンポイントでひとつだけ行っても大丈夫です。これこそが安全性の高い「らっくる体操」の大きなメリットです。

時間がない人について

どうしても3分の時間さえ取れないというときは、せめて「足首らっくる」だけでも行ってほしいです。

もう少し余裕があるなら、足首に加えて、「膝らっくる」「股関節らっくる」を行ってください。あるいは「全身らっくる」を行うのもいいでしょう。

痛みがある人について

「らっくる体操」は負荷が軽く、慢性的な痛みのある人でもできる稀有な体操だと思います。「痛みがあるけれど、『らっくる体操』ならできる！」という人はとても多いです。

逆にこの体操でも痛いという場合は、ちょっと問題です。かなり炎症が進んでいて、「治療」の分野になってきます。まずは医療機関を受診し、痛みのある部位をしっかり治してから、その次の段階としてこの体操に取り組んでください。

ふらつきがある人について

ふらつきがあって、ずっと立って運動をする自信がない人は、椅子の背もたれや、テーブルなどに手でつかまって行ってください。

また「全身らっくる」「肩らっくる」「膝らっくる」「腰らっくる」「股関節らっくる」についてては、椅子に座ったままでもできる体操なので、効果に違いはあるものの、少しでもできることはやっていただきたいと考えています（「肩らっくる」は座ったままでも効果に違いはありません）。

●足にむくみがある人について

足のむくみは余分な水分がたまっている状態、つまりリンパ管に老廃物がたまってしまっている状態です。立ちっぱなしの人は重力がかかって水分が下肢に停滞してしまうのです。立ち仕事のみならず、デスクワークの場合でも起こります。

むくみを取るには、筋肉を動かす、ストレッチをするなどのほか、湯船につかる、マッサージをするなども有効です。

「らっくる体操」では、「股関節らっくる」「足首らっくる」「膝らっくる」の3つにむくみ取り効果があります。

疲れやすい人について

疲れやすい体質の人で、体操や運動をしたら余計疲れるのではないかと心配する人もいるでしょう。そういう人こそ「らっくる体操」が最もおすすめです。運動をすると身体にたまった老廃物を排出しやすくなります。さらには運動によって「成長ホルモン」が分泌されます。この成長ホルモンには、疲労の回復、新陳代謝の促進、免疫力のアップ、細胞の修復など、さまざまな作用があります。

疲れているときこそ、軽い運動をすることで疲労を回復させることができるのです。また運動をすることでストレスが解消され、精神的な疲労を取り除くこともできます。

こうしたことは、休養、睡眠などの「静的休養（パッシブ・レスト）」に対して「積極的休養（アクティブ・レスト）」と呼ばれていますが、「らっくる体操」はそのアクティブ・レストに最良の方法だと自負しています。

「らっくる体操」の動画について

各体操の動画の一覧ページもつくりましたので、下のＱＲコードからアクセスしてご活用ください。

エピローグ

私は普段、講演会などで年配の方と接する機会が多いのですが、「ボケたくない」「家族に迷惑をかけたくない」「もう年だから無理」など、自身に対してネガティブなイメージを持っている方も少なくありません。

そのようなとき、「どなたももっと、自分を大切にいたわってほしい」という気持ちが湧いてきます。

これまでの人生で、仕事や家事や子育て、地域のことなど、みなさん本当によく頑張ってこられたと思います。子育てや親の介護など、ずっと苦労は続き、ようやく手が離れたと思った頃には、ご自身が年を取り、病気や痛みを抱えていたというケースが往々にしてあります。

私はそういったみなさんへは、心から尊敬の念で一杯です。同時に、「もういい加減、ご自身のことを大切にしてください。もっといたわってあげてください」と思うのです。

自分の存在を大切に扱うこと。いたわること。癒すこと。認めること。思う存分、人生を楽しむこと。味わうこと。

「病気になるから気をつけなさい」と脅かされ、不安に生きるのではなく、年を取って病気があったとしても、憎まず、ともに生きていくくらいの気持ちで、〝今〟の瞬間を穏やかに過ごしていける。そんな〝ゆとり〟のある年配の方が増えていけば、地域はもっと明るくなるのではないかと感じています。

年配の方はもちろんですが、若い人たちも、働き盛りの人たちも、人生を前向きに捉えて、希望を持って若々しく生きてほしいと思います。

だからこそ、あなたが今、何歳であっても、どういう状況であっても、ぜひ健康でいつまでも長生きをしていただきたいのです。

私はそのための環境をつくっていきますし、必要な情報もどんどん発信していくつもりでいます。

これまで、生まれつき身体が不自由な人や、病気や事故で身体の動きに制限がある人など、たくさんの人に出会ってきました。病気の後遺症による麻痺で手足を動かすことができない人や、五体満足ではない人への運動療法も行ってきました。

だからこそ、「身体を動かす自由があるのに、身体をあまり動かさない、運動しない」のは、とてももったいないことだと、人一倍強く感じています。身体を動かすことの効果や影響力を実感しているからこそ、あなたに運動を押しつけたいのではなく、全力でおすすめしたいのです。

身体を動かせば、心が動きます。心が動けば、人生がよりよい方向へ動きはじめます。老いることや死ぬことを恐れすぎず、必要以上に健康のことを考えすぎず、〝今〟を楽しむことや味わうことが大切です。

今の自分の身体や人生を「当たり前」と思わず、「ありがたい」と思えると、毎日をより豊かな気分で過ごしていけるのではないでしょうか？

1人の人が健康で幸せになること。それは、その人に関わる家族や地域、職場の人にも必ずよい影響をもたらします。

あなたが変われば、家庭が変わる。

家庭が変われば、地域が変わる。

地域が変われば……。

そうやって、いずれは世界が変わることにつながっていくのではないか。

私は本気でそう考えています。


本書を最後までお読みいただき、本当にありがとうございました。

あなたとこうしてご縁をいただき、めぐり逢えたことをとても嬉しく感じています。いつかどこかであなたと直接お会いできる日を楽しみにしています。

あなたが毎日幸せな気分で過ごせますように、あなたの人生がこれまで以上に心豊かで味わい深いものになりますように、心からお祈りしています。


最後になりましたが、本書の企画から完成までの過程で、現代書林の小野田さん、浅尾さん、高橋さんには大変お世話になりました。辛抱強く原稿を待ってくださり、支えてくださったお三方に深く感謝申し上げます。

そして、当社が運営するサンテココアグループの素敵な会員のみなさまと関係者のみなさまには温かく応援していただき、たくさんの勇気をいただいています。本当にありがとうございます。

最後に、親愛なる社員と家族へ。みんなの存在があるからこそ、日々ビジョンに向かって歩み続けることができています。これからも健康の輪、幸せの輪がどこまでも広がっていくよう、共に、心を尽くしていきましょう。

すべての人の健康と幸福を祈っています。

令和元年9月吉日

山村勇介

著者プロフィール

山村勇介　やまむら・ゆうすけ

コンディショニングトレーナー
株式会社グローバルヘルスプロモーション 代表取締役

1982年山口県生まれ。フィットネスインストラクター、スポーツトレーナー、病院勤務を経て、2009年に㈱グローバルヘルスプロモーションを設立。「健康教育で人々を幸せに」という経営理念のもと、「think globally, act locally（地球規模で考え、地域で動く）」の精神で地域密着の多様な事業を展開。山口県下関市内に、4世代が通う運動療法施設「サンテココア コンディショニングセンター」を4店舗運営している。

現在は、主に下関、東京、福岡を中心に活動し、企業や行政でのヘルスケア事業をはじめ、各種専門職向け研修講師、プロアスリート専属トレーナー、病院・刑務所・専門学校などの非常勤講師も務める。「難しいことを易しく、深く、面白く」を指導モットーに、延べ3万人以上の健康支援に携わる。講演依頼は600回を超え、メディア・執筆・監修など幅広く活動している。

NEXTトレーナー・オブ・ザ・イヤー2014最優秀賞。全米NSCA公認ストレングス&コンディショニングスペシャリスト。全米スポーツ医学協会パフォーマンス向上スペシャリスト。米国スポーツ医学会運動生理学者。日本コアコンディショニング協会マスタートレーナー。健康運動指導士。

著書に『今日から運動したくなる！魔法の健康教室』（梓書院）、『習慣を変えると人生がうごく』（CBJ）がある。5児の父。

グローバルヘルスプロモーション公式サイト
http://ghpinc.co/

山村勇介オフィシャルサイト
http://yamamurayusuke.com/

山村勇介公式LINE@
健康に役立つ情報を無料でお届けします。

「らっくる体操」は、株式会社グローバルヘルスプロモーションの登録商標です。

運動《うんどう》が習慣《しゅうかん》になるらっくる体操《たいそう》

2019年10月21日　初版第1刷

著　者 ―― 山村勇介《やまむらゆうすけ》
発行者 ―― 坂本桂一
発行所 ―― 現代書林
〒162-0053　東京都新宿区原町3-61　桂ビル
TEL／代表　03(3205)8384
振替00140-7-42905
http://www.gendaishorin.co.jp/
ブックデザイン＋DTP ―― 吉崎広明（ベルソグラフィック）
イラスト・図版 ―― にしだきょうこ（ベルソグラフィック）

印刷・製本　広研印刷㈱
乱丁・落丁本はお取り替えいたします

定価はカバーに
表示してあります。

ISBN978-4-7745-1802-2 C0047

らっくる体操ミニポスター

「らっくる体操」を続けられるように、このミニポスターを切り取り、
毎日意識するために冷蔵庫やドアなどのいつも目に入る場所に貼ってください。

キリトリ

「らっくる体操」
動画一覧は
コチラ

基本編

1 足首らっくる

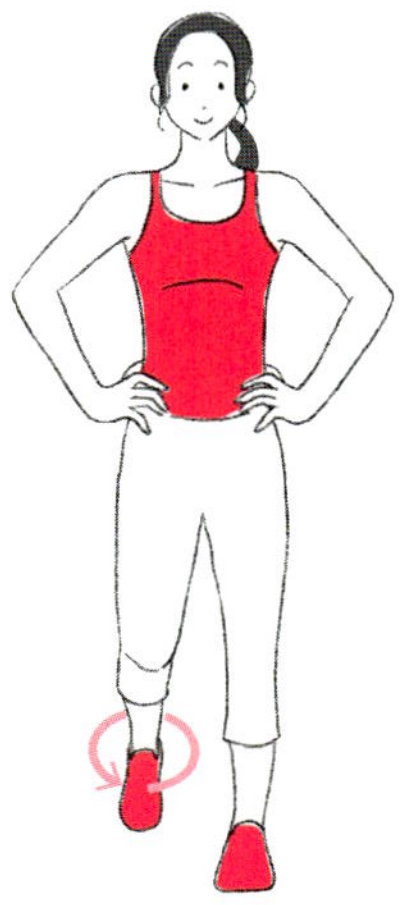

左右8回ずつ（16秒）

2 膝らっくる

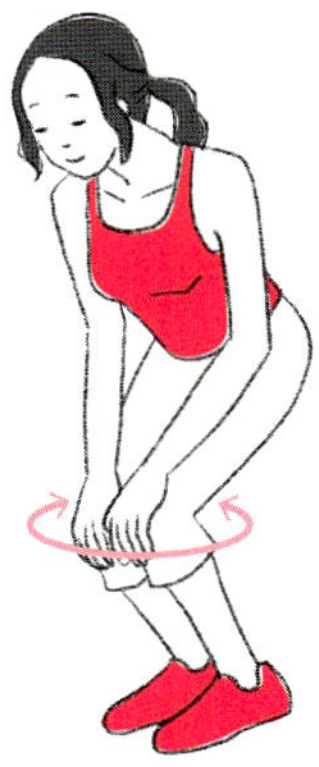

左右4回ずつ（16秒）

3 腰らっくる

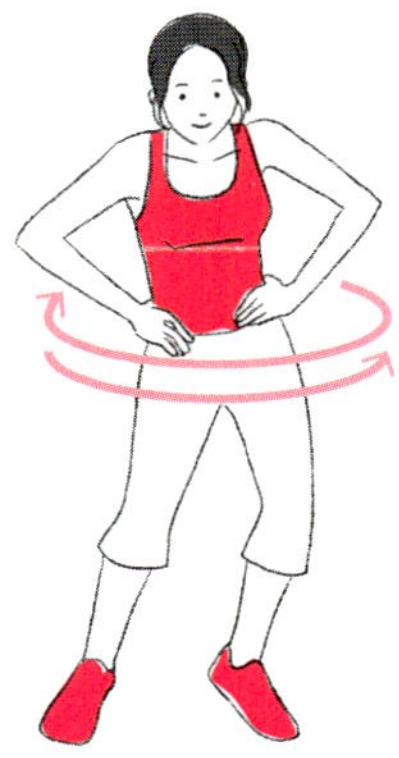

左右4回ずつ（16秒）

4 股関節らっくる

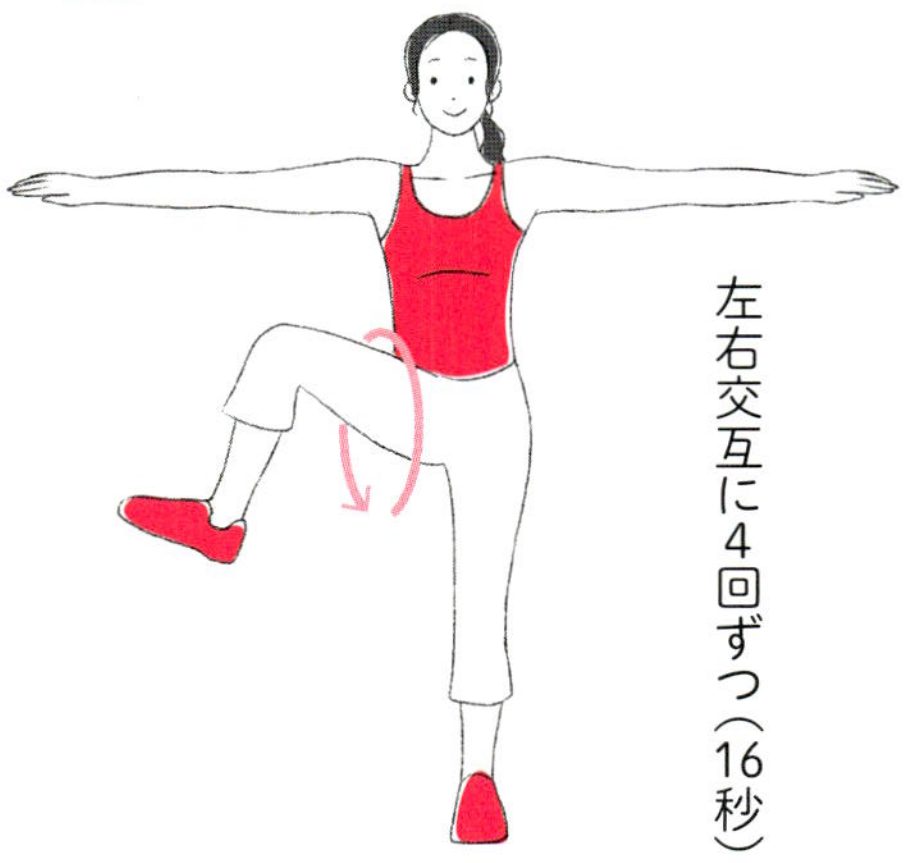

左右交互に4回ずつ（16秒）

5 全身らっくる

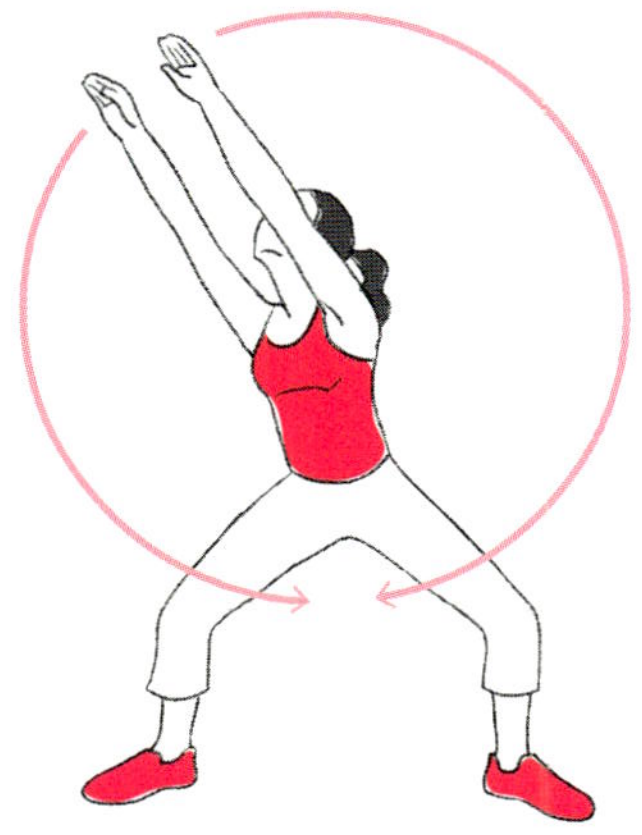

左右交互に2回ずつ（16秒）

6 肩らっくる

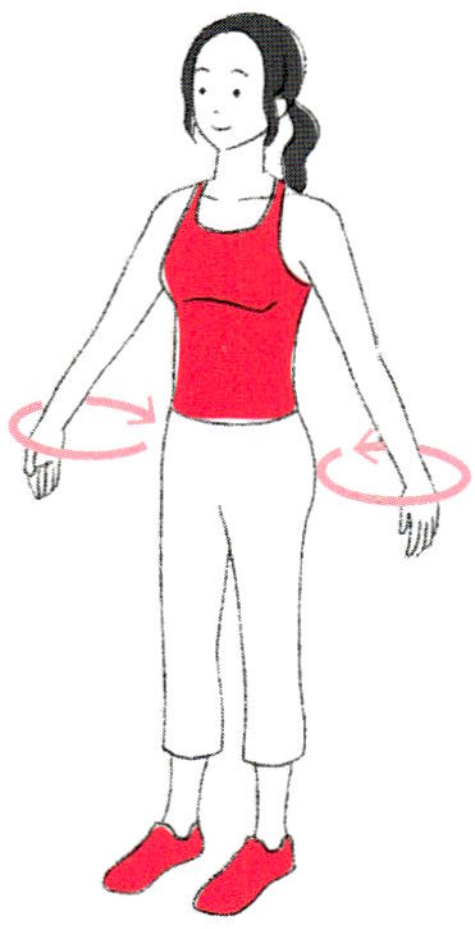

左右同時に16回（16秒）

7 肩甲骨らっくる

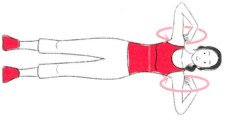

左右同時に8回（16秒）

8 首らっくる

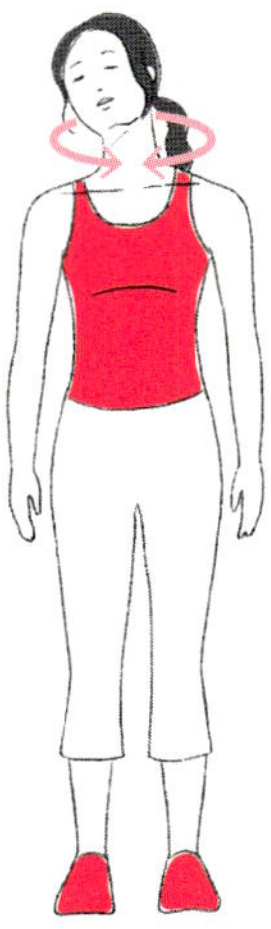

1回4秒で左右2回ずつ（16秒）

上級編

9 上級 股関節らっくる

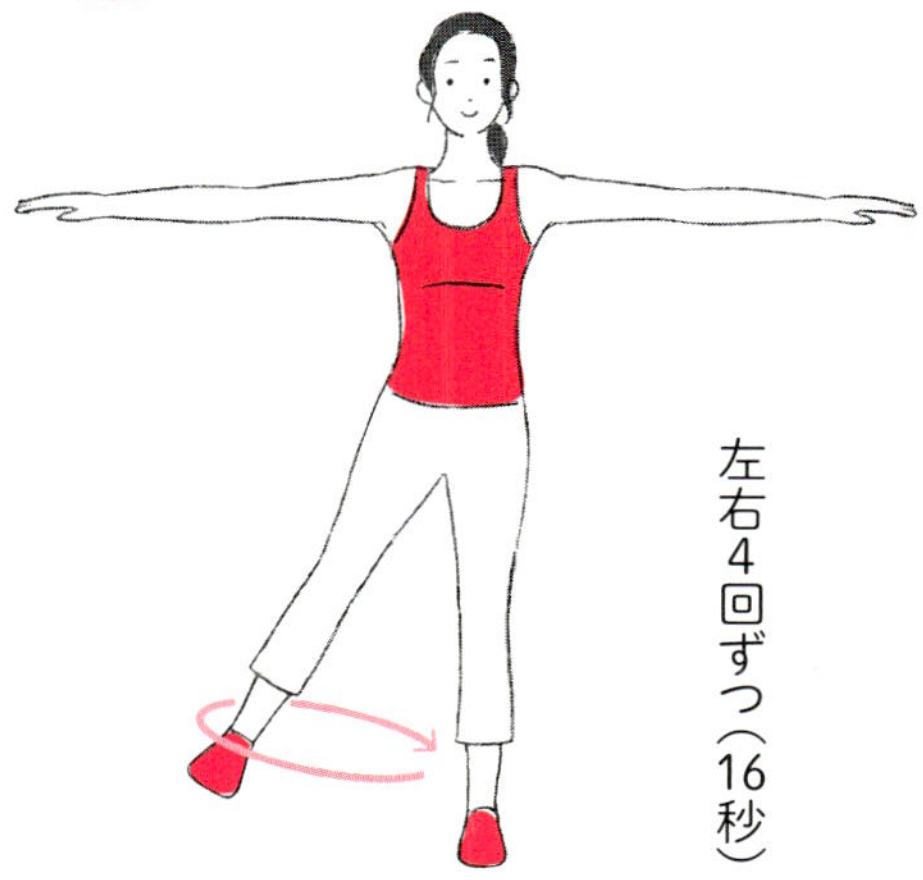

左右4回ずつ（16秒）

10 上級 全身らっくる

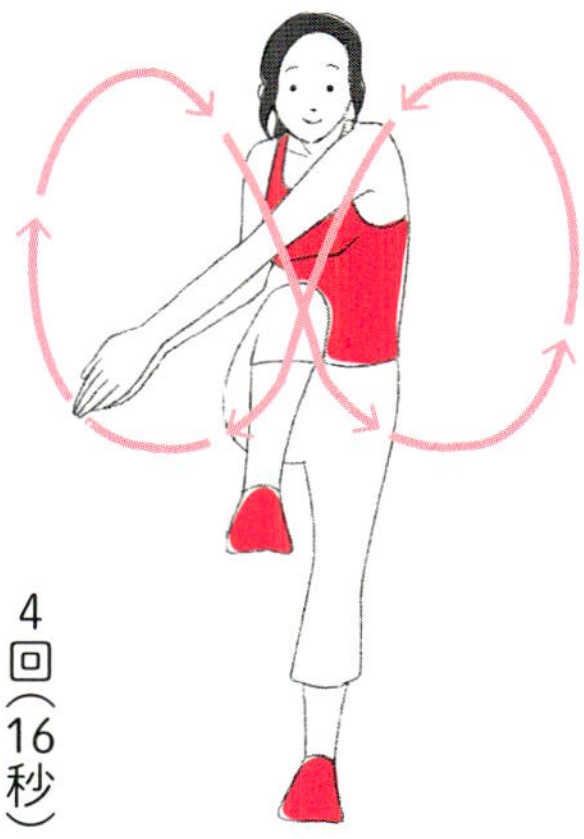

4回（16秒）

11 上級 肩らっくる

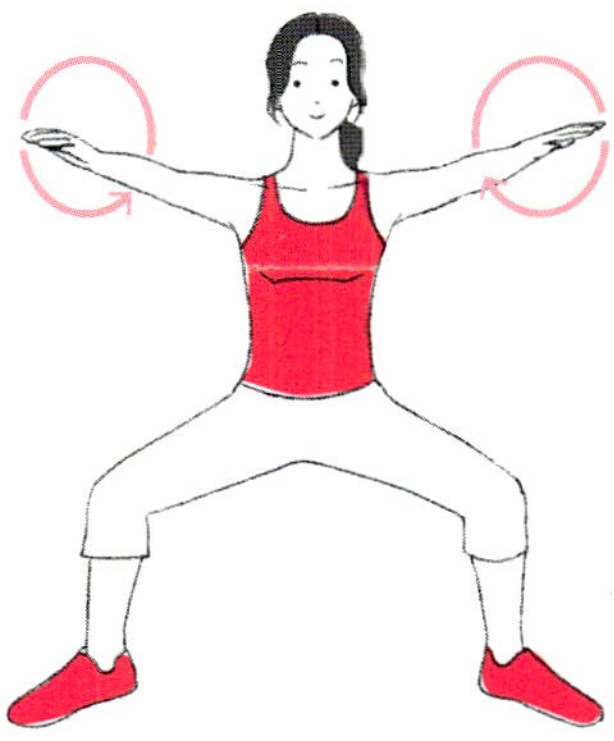

左右同時に16回（16秒）

12 上級 肩甲骨らっくる

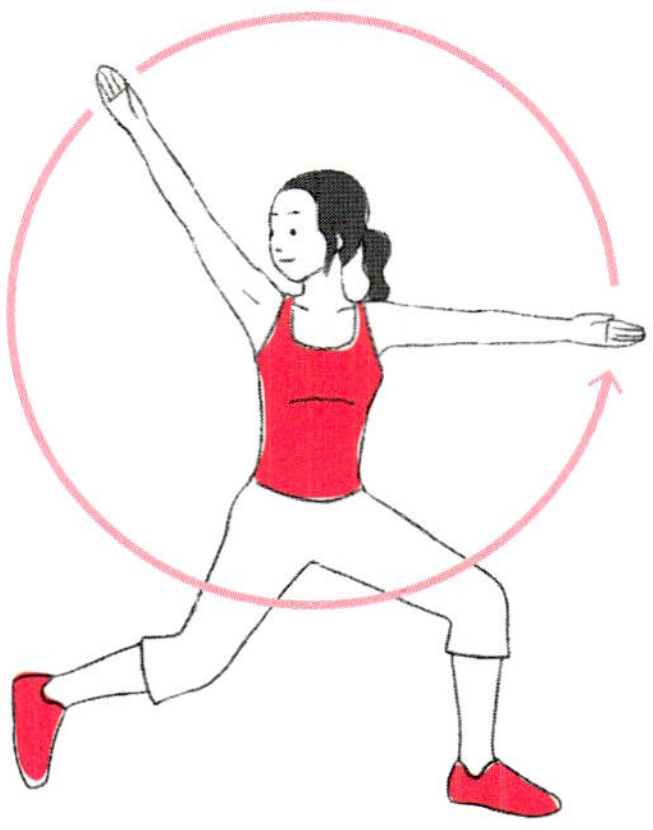

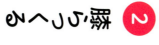

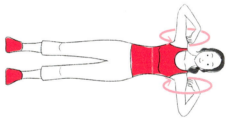

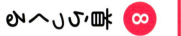

1回4秒で左右2回ずつ（16秒）